大展好書　好書大展

品嘗好書　冠群可期

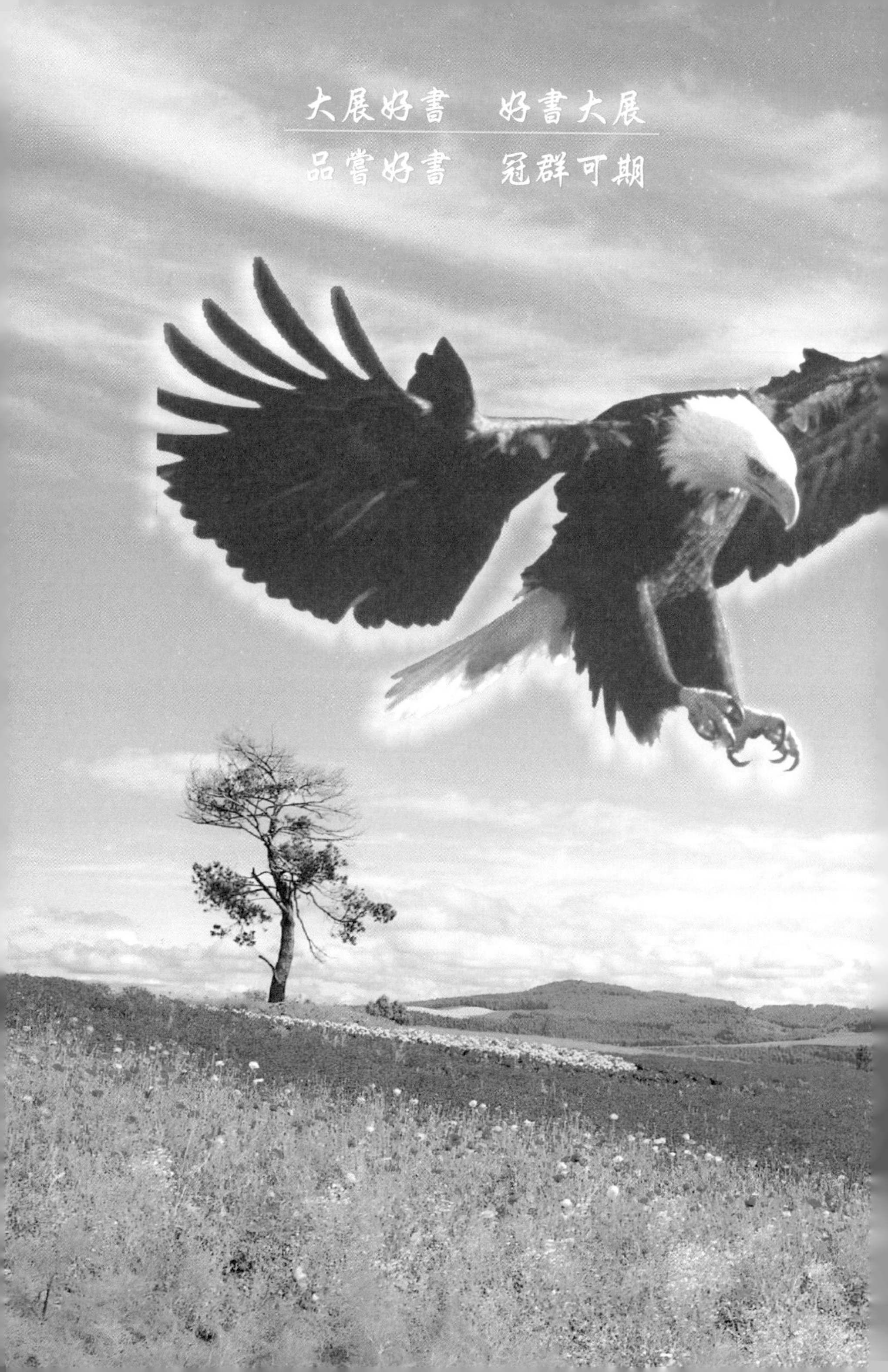

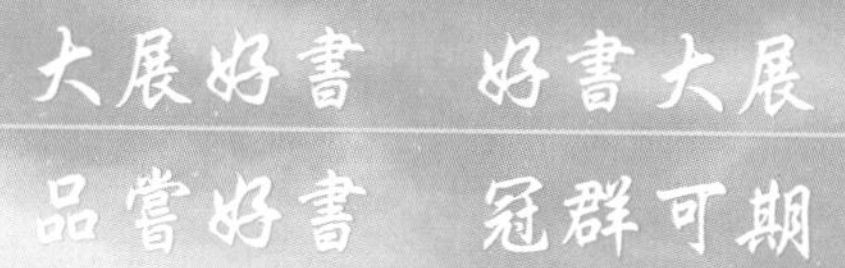
大展好書　好書大展
品嘗好書　冠群可期

健康加油站14

B型肝炎預防與治療

野村喜重郎／著
曾慧琪／譯

大展出版社有限公司

序言

肝臟病在成人疾病中的死亡率僅次於癌症、心臟病與腦中風，居第四高的位置。其中以病毒性肝炎最棘手，日本厚生省（相當於我國的衛生署）更將之列爲難治的疾病之一。因此肝臟病一向被稱爲僅次於結核病的「第二國民病」。

其中，Ｂ型肝炎自從西元一九六三年澳洲抗原（ＨＢｓ抗原）被發現之後，相關的研究一直有相當受人矚目的進步，其全貌已逐漸明朗。自從疫苗得以大量生產之後，一向被認爲是主要傳染途徑的垂直傳染，也就是由帶原者（體內有病毒的人）母親傳染給嬰兒的母子傳染，已經能夠完全斷絕了。這個疫苗接種制度於幾年前開始，目前已有顯著的成果。由此可以看到撲滅Ｂ型肝炎的光明希望。

Ｂ型肝炎仍未發現特效藥，如果干擾素能正式生產，而且副作用的問題完全解決之後，可望有相當的治療功效。而且最近也發現香菇菌絲精淬或水芹等食品有增強免疫的功能，甚至極具治療的功效。對於素有難治之名的慢性肝炎之抑制，更跨越了一大步。

無論是肝炎病患或是帶原者，如對目前的現況有正確的瞭解，應該都會抱著樂觀的希望。願大家都能同心協力，早日撲滅B型肝炎。

茅竹崎市立醫院院長

野村喜重郎

目錄

序言……三

第一章　B型肝炎何以是可怕且棘手的疾病

短短數週內奪走兩名醫生生命的可怕疾病「劇症——肝炎」……一四
高達三百萬人以上的B型肝炎帶原者……一六
B型肝炎會轉變爲肝硬化或肝細胞癌……二〇
每年有將近四萬名病人因肝臟病喪失寶貴的生命……二四
即使是親吻或性行爲也會輕易地感染肝炎病毒……二六
最令人擔心的母傳子「垂直傳染」……二八

疲勞過度、壓力、睡眠不足——壯年期反而有許多原因造成病情惡化……三一
酒、藥物、肥胖是助長肝炎的三大原因……三四
目前尚未發明出治療肝炎的特效藥……三九

第二章　詳解肝臟組織與B型肝炎

肝臟從製造營養到解毒功能皆一手包辦，是一個龐大的聯合組織……四二
肝臟是體內首屈一指最頑強的器官……四七
B型肝炎病毒的全貌與傳染過程……四九

第三章　詳解肝功能檢查的結果判斷表

以驗尿得知肝功能之正常值、異常值……六六
尿中膽汁色素檢查……六九

目　錄

以驗血得知肝功能之正常值、異常值……七二
ICG試驗……七四
氨基轉移酶檢查（GOT・GPT）……七六
膽素脂酵素檢查）chE）……七九
血清鹼性磷酸酵素檢查（ALP）……八〇
乳酸脫水素酵素（血清LDH）……八二
血中γ—GTP檢查（丙麩氨醯胜轉移酵素）……八四
血清蛋白總數（TP）……八六
血清蛋白分劃……八八
血清膠質反應（TTT、ZTT）……九〇
前凝血酵素時間（Prothrombin）……九二
血液中HDT的測定……九四
血清中膽固醇（cholesterol）含量……九五
血清鐵、血清銅、血清亞鉛……九七

HB檢查（B型肝炎濾過性病毒的抗原與抗體的檢查）……九七
α型胎性蛋白（AFP）……一〇三
肝臟病的診斷與其他檢查……一〇五
電腦斷層掃描（CT掃描）……一〇六
肝閃爍掃描圖……一〇七
腹腔鏡檢查……一〇八
肝生檢……一一〇
肝內血管造影……一一二
能及早發現肝臟異常的自我診斷法……一一四
疲倦和噁心的感覺很強、也有黃疸現象……一二〇
有全身症狀或特殊皮膚症狀時——（肝硬化）……一二一
疑患B型肝炎時應做下列的診斷……一二八

第四章　B型肝炎的最新治療法

「B型肝炎＝不治之症」已經是從前的迷信……一三六
從前的治療方法除了靜養與營養之外毫無對策……一三九
目前急性肝炎的治療法……一四一
由於檢查法、治療法的進步，治療慢性肝炎已有良策……一四四
肝硬化與肝細胞的癌治療成績蒸蒸日上……一四七
藥效特佳的B型肝炎治療藥……一四九
我提高B型肝炎治療效果的用藥原則……一六八
對帶原者學童完全是偏見的對待方式……一七二

第五章　如何在日常生活中提高治療的效果

「多休息」雖然是老生常談，卻是最有效的妙方……一七六
慢性肝炎或肝硬化的人應做到的「安靜度」……一七八
即使是「工作狂」也能做到的上班時間肝臟休養法……一八一
肝炎的飲食以「高度蛋白質、適量卡路里」爲最高原則……一八三

適當的食物種類和數量……一八五
「脂肪對肝臟病不好」這句話是迷信……一八七
每天攝取維他命可以增進治療的功效……一八九
肝炎病患必須避免的食物……一九二
「飯後睡覺」是肝炎病患必須養成的重要習慣……一九三
「不吃早餐」與「吃零食」對肝炎的人最不好……一九四
疏忽便秘會使肝臟病的症狀更加惡化……一九七
改掉胡亂用藥的習慣……一九九
減輕壓力、放鬆自我的方法……二〇一
防患「肝硬化」、「肝癌」的生活之道……二〇二
最近認可的B型肝炎「人工製造基因疫苗」……二〇六

第六章　有關B型肝炎的問答

B型肝炎一旦慢性化之後，是不是就無法完全治癒……二一〇

我的未婚妻是B型肝炎帶原者。我被傳染的危險性有多高？同時，能不能生孩子？……………………………………………………………二一一
懷孕時，先生患了慢性肝炎。必須怎麼做才能防止自己或嬰兒被傳染？……………………………………………………………二一二
手術時曾經接受輸血，聽說有人因此而感染肝炎濾性病毒，感到很擔心……………………………………………………………二一四
聽說肝炎時最重要的是安靜。但是工作時絕不能休息。是不是不能銷假上班呢？……………………………………………………………二一六
工作的性質常常需要加班。加班或上夜班眞的會傷害肝臟嗎？……………………………………………………………二一七
我一工作立刻會感到疲倦。醫生說這是一種叫「肝炎後神經症」的心病，眞的嗎？……………………………………………………………二一八
如果繼續高蛋白、高卡路里的飲食，不會引起其他的成人病嗎？……………………………………………………………二二〇

患了B型肝炎的話，眞的連一滴酒也不能喝嗎？……一二二
自從病發以來，一直忍著不喝酒，但是無論如何卻很想抽煙，眞的非戒煙不可嗎？……一二二
要等到何時才能再開始心愛的運動？……一二三
喜歡旅行也很想去泡泡溫泉，但是可以嗎？……一二三
性生活方面應注意什麼？……一二四
我在不知情的情況下與B型肝炎的帶原者發生性關係？請教我預防病發的方法……一二五
聽說即使HBe抗原呈陰性反應，但是只要HBs抗原呈陽性反應就表示患有肝癌，果眞如此嗎？……一二六
我在很久以前就已經完成細胞轉換，但是最近發現e抗體陰性而e抗原變成陽性。這是否表示肝炎又再度發作了……一二七
●肝功能檢查的結果判斷表……一二八

第一章

B型肝炎何以是可怕且棘手的疾病

短短數週內奪走兩名醫生生命的可怕疾病——「劇症肝炎」

一九八七年夏天，服務於三重大學醫學院附設醫院的醫生三名以及護士一名，相繼因肝炎病倒，其中兩名醫生在不到一個月的時間內被奪去生命，死因是B型肝炎濾過性病毒所引起的劇症肝炎。

此外，岐阜縣立岐阜醫院的名譽院長高橋善彌太先生也發表一篇研究報告，他以大學醫學院等全國大約三百五十個醫療設施爲對象，進行長達十年以上的問卷調查。根據其結果顯示：截至西元一九八二年爲止，從事醫療者感染劇症肝炎的案例，平均每天只發生一件；但是到了西元一九八七年卻急增爲十件，同年日本共有一百至二百人遭受感染，其中只有四十至一百人免於死亡。

所謂劇症肝炎是指感染B型肝炎濾過性病毒（或是非A非B型肝炎濾過性病毒）之後，病情急劇惡化的急性肝炎類型。有些情形是因藥物引起，但是國內並不多見。發病時會出現嚴重黃疸、倦怠感、噁心、嘔吐等症狀，接著會有異常行動及囈語等精神神經症狀相繼發生，不久即陷入昏迷狀態。在發病十到二十天之內，死亡率高達百分之七十，是相當可怕的疾病，其中由濾過性病毒所引起的劇症肝炎約占一～二個百分比。

濾過性病毒肝炎何以會產生如此嚴重的病症？原因迄今未明。一般認爲濾過性病毒的繁殖速度很快，體內的免疫力必須跟著快速提高，但是防衛過度的結果，反而使肝臟細胞遭受破壞。

至於罹患肝炎的背景則可能是由於過度疲勞、不注重生活起居與飲食習慣，一旦體力衰弱，濾過性病毒會乘隙在短時間內繁殖爲害。

這次三重大學的案例，就是因爲處理肝炎病患血液時，不慎疏忽而感染濾過性病毒。但是濾過性病毒B型肝炎方面，以目前發達的醫學，仍有幾個可行的處理方法。

因爲早已發現濾過性病原體，而且也已開發出疫苗，平日必須接觸B型肝炎病患，極可能感染的醫療從事者，應該事先接受疫苗的預防接種。處理病患血液時一定要非常謹慎。如果不小心接觸到，有感染的危險時，立刻注射伽傌蛋白抗體，應該也可以預防發病於未然。而且過度疲勞、生活不正常等會造成體力下降的任何因素，在日常生活中一定要小心避免。

不管如何，這次事件由於肝炎對策不夠周密，使我們付出相當大的代價，同時也再度瞭解B型肝炎的可怕。而爲了防患悲劇重演，我們必須有B型肝炎的正確知識。

高達三百萬人以上的B型肝炎帶原者

B型肝炎是由濾過性病原體所引起的疾病，但是和其他許多引起的疾病卻有些不同。就是儘管已經感染濾過性病毒，體內已經有濾過性病毒，卻不一定會發病。

因此，除了一般病毒性疾病的感染方式（稱爲「兗疫性感染」）之外，還有一種完全不同的感染方式（稱爲「持續性感染」）。

●免疫性感染

感冒或痲疹等濾過性病毒一旦侵入體內，其濾過性病毒會繁殖導致發病，不久就會自動痊癒。這是由於我們體內有對抗濾過性病原體的抗體，這種抗體產生免疫功能，可在短時間內治癒濾過性病毒。但是這些擊退濾過性病毒的抗體會殘留在體內，此後若再遇到相同的濾過性病毒侵入體內時，抗體就會在其增加繁殖之前將之擊退。所以，這種濾過性病毒如果一度感染，絕不會再度患病。因此稱之爲免疫性感染。

B型肝炎中，如果是急性肝炎的類型，就會產生同樣的過程。也就是說，當感染濾過性病原體之後，①轉爲急性肝炎，②產生對抗B型肝炎病毒的抗體，③擊退濾過性病毒，肝炎痊癒，④此後絕不會再感染B型肝炎。

其中，在濾過性病毒繁殖爲患前就已將其擊退，根本毫無自覺罹患肝炎，體內也已產生對抗B型肝炎病毒抗體的人也有。即使感染濾過性病毒，實際上發病的人絕不超過二十至三十百分比。

●持續感染

但是，如果是嬰兒或是幼兒，在免疫系統的功能尚未發育完成時感染B型肝炎病毒，情形則大不相同。即使是濾過性病毒侵入體內，也不會產生免疫反應，也不會產生抗體，濾過性病毒會逕自停留在肝細胞中。有腎臟病患或其他病患，使用抑制免疫的藥物時，也會產生同樣喪失免疫功能的情形。

濾過性病原體雖然在肝細胞中增殖，但是它並沒有破壞肝細胞的性質，所以不會發病。故將此情形稱爲持續性感染（帶原者）。

這些帶原者的絕大部分終究會轉成肝炎，其中一部分已變成肝硬化、肝癌，人數大約占全部帶原者的百分之五～六。但是因爲不知誰會變成這樣，所以可以說所有的帶原者都是慢性肝炎、肝硬化及肝癌的後備軍。

B型肝炎病毒的帶原者人數因地區不同而有差異，全世界有高達兩億以上的人口。亞洲、中東、非洲居多，約有三～十%，而歐洲及美洲較少，僅○・一%左右。日本位置恰居兩者之間，約有三○○萬人口。即一○○人中有二～三人是B型肝炎病毒的帶原者。

而且，另外尙未發現其濾過性病原體的非A非B型肝炎濾過性病原體（最近

B型肝炎的帶原者多集中於亞洲地區

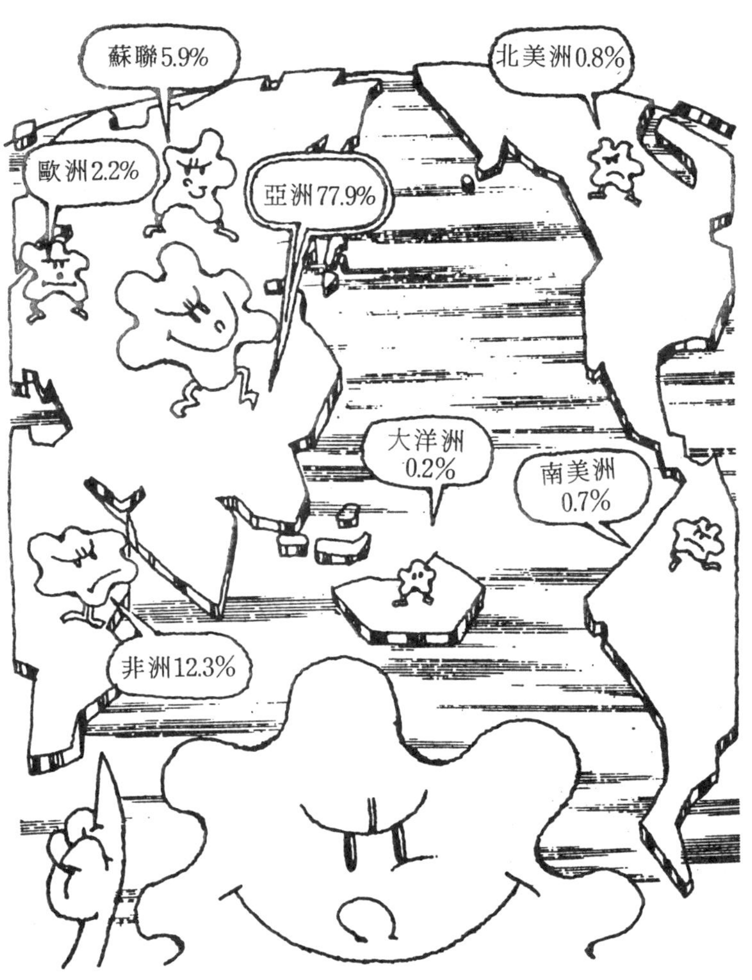

，日本大學醫學院病理學教室的志方俊夫教授的研究團體發現其中一種）的帶原者，其人數可能一樣或更多，所以合計之後，日本人中肝炎濾過性病毒的帶原者約有六百萬人。也就是說每二十人當中就有一個人抱著相當於定時炸彈的慢性肝炎、肝硬化或肝癌。

B型肝炎會轉變為肝硬化或肝細胞癌

代表日本昭和三十年代的「永恒的青春之星—石原裕次郎」，於西元一九八七年以五十二歲的英年長辭人間，死因是肝細胞癌。即使人稱硬漢，終究敵不過癌症。

所謂肝細胞癌，是肝臟癌（或稱為肝癌）的一種，是指由肝細胞開始產生的癌症。用以區別由其他器官產生的癌細胞轉移產生的類型（轉移性肝癌），或者同樣是在肝臟卻是由肝細胞以外的其他細胞所產生的肝癌。

事實上這種肝細胞癌由B型肝炎或非A非B型肝炎所引起的情形很多。石原裕次郎先生可能就是由B型肝炎或者是非A非B型肝炎所引起的肝癌。

擁有B型肝炎濾過性病毒卻沒有發病的類型，稱爲無症候性帶原者，先在此加以說明。這種無症候性帶原者，經過相當的時間後仍會轉變成肝炎。

也就是說，一直呈睡眠狀態的免疫系統，某個時候突然覺醒，注意到B型肝炎濾過性病毒，並且開始猛烈地攻擊。由於肝炎濾過性病毒早已深入肝細胞，所以在擊敗濾過性病毒的同時，肝細胞本身也被破壞，因而引起肝炎。

這就是慢性肝炎，但其症狀卻各有不同，通常沒有任何自覺症狀的慢性肝炎一旦轉變成急性，會立刻出現嚴重的病症。有些人在一～二個月內就可康復，也有些人拖延很長的時間，一般的情形大多需要二～三年的治療。由於炎症病發期間，已經產生可以對抗B型肝炎病毒的抗體，所以此後不必擔心會在罹患B型肝炎。

其中有很多長期肝炎轉變爲肝硬化的例子，有些甚至變成癌症。更有少部分人沒有經過肝炎↓肝硬化的過程，而是直接以肝炎↓肝細胞癌的方式進行。B型肝炎濾過性病毒究竟是產生癌症的原始物質（元凶），或者只是一種催化物（幫因），至今仍然無法判斷，但是已經知道它是形成肝細胞癌的重要原因之一。

至於非A非B型肝炎，也被認爲與B型肝炎的病症過程大致相同。

所謂肝硬化，顧名思義就是肝細胞產生變質而變硬的疾病。由於慢性肝炎時肝細胞一直在發炎狀態，只要一遇到酒精或藥物等，就會傷害肝細胞，使其纖維化而變硬，喪失肝臟應有的功能。而且只要肝細胞一硬化就永遠無法復原，長時間下來，肝臟功能便會一日不如一日。

肝硬化一惡化時，便無法分解體內廢物或有害物質，這些有害物質會在血液中循環，行經腦部時會傷害腦部而使病人陷入昏迷狀態，稱爲肝性腦症。

這種情形會有異常行動、囈語、陷入昏睡（肝性昏睡）、接著死亡。而且罹患肝硬化時，食道血管會不正常地腫大，甚至原因不明地硬裂，產生大量出血（食道靜脈瘤破裂），因此而喪命的病例爲數甚多。

癌細胞是由健康的細胞病變而成，而且會毫無規律地蔓延增加，所以肝細胞癌也會使肝臟功能減弱，不久也會產生肝性昏睡直至喪命。

由肝炎惡化爲肝硬化及肝細胞癌的情形，在帶原者中不超過五～六％，但是

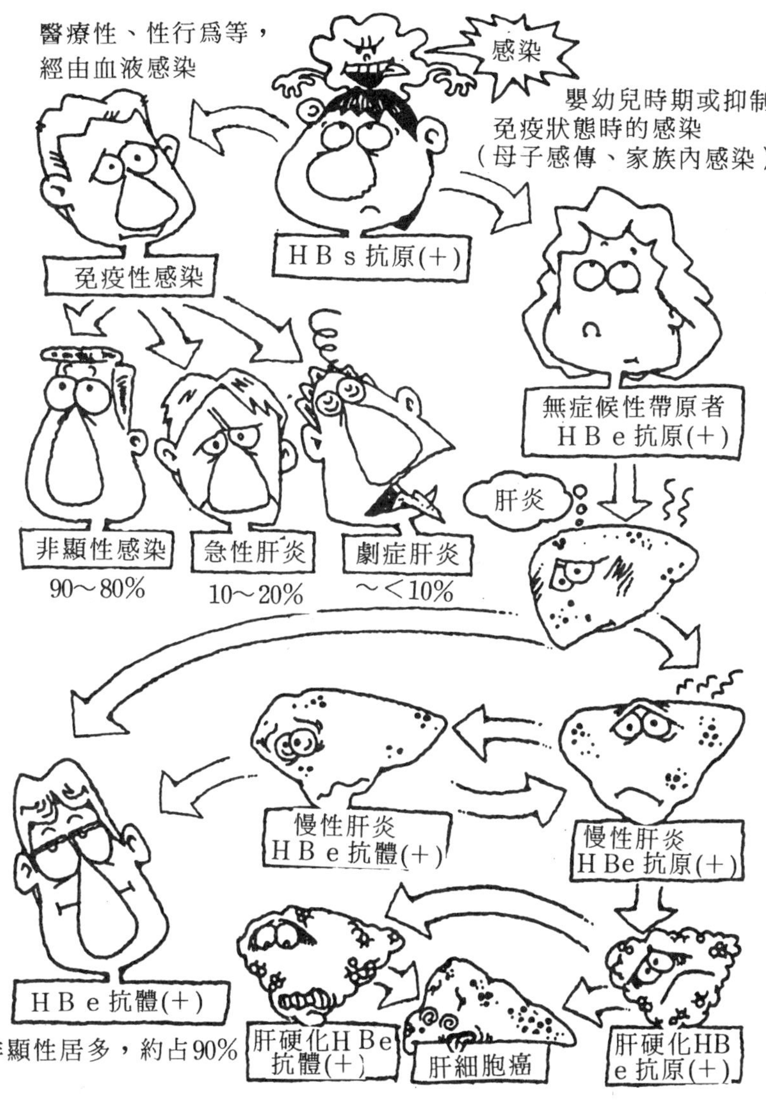
B型肝炎的發展方式
醫療性、性行爲等，
經由血液感染
感染
嬰幼兒時期或抑制
免疫狀態時的感染
（母子感傳、家族內感染）
ＨＢｓ抗原(＋)
免疫性感染
無症候性帶原者
ＨＢｅ抗原(＋)
肝炎
非顯性感染
90～80％
急性肝炎
10～20％
劇症肝炎
～＜10％
慢性肝炎
ＨＢｅ抗體(＋)
慢性肝炎
ＨBe抗原(＋)
ＨＢｅ抗體(＋)
非顯性居多，約占90％
肝硬化ＨＢe
抗體(＋)
肝細胞癌
肝硬化HB
e抗原(＋)

對於極可能面臨此類難題的人而言，這確實是相當大的課題，也急需尋求應對之策。

每年有將近四萬名病人因肝臟病喪失寶貴的生命

我國死於肝臟病的人，每年約達四萬人左右，而且這個數字正逐年增加。其中爲數最多的是肝硬化、肝細胞癌以及劇症肝炎。根據西元一九八五年日本厚生省所做的統計，當年的死亡人數中，肝硬化（包含其他的慢性肝臟病）約占一萬七千人，肝細胞癌約占兩萬人，而劇症肝炎依判斷約有六千人。

由男女之間差異來看，肝硬化中男性爲女性的二・四倍，肝細胞癌則是二・七倍。兩者都是男性居多，其中又以五十歲到六十九歲的人最多，這是個明顯特徵。

至於劇症肝炎則男女人數相當，各個年齡層都有，女性則以二十幾歲到五十幾歲的階段最常發生。

在這份統計報告中，特別引人注目的是肝細胞癌的死亡人數。與十年前相較，增加人數約達兩倍，日後很有可能會超過胃癌的死亡人數。目前胃癌的死亡人數正逐年減少。

爲什麼肝癌會增加得這麼快呢？

單就形成肝細胞癌原因之一的B型肝炎而言，已經因發現病原體而確立了預防方法，實際上帶原者的人數也慢慢減少了。但是，許多四十歲以下的癌症病人並未蒙受其惠。而且我們早已得知由B型肝炎形成的肝細胞癌正在減少。

再者，這個年齡層中的B型肝炎病患也不是特別多。而即使是非A非B型肝炎也沒逐年增加，由此可知這些不是造成肝細胞癌增加的主要原因。

若要探究原因，酒精是絕對不可忽略的。我國酒精消費量的增加與肝硬化、肝細胞癌的增加恰成正比。許多藥劑或食品添加物等會傷害肝臟的物質，以及會導致癌的物質不斷地在體內堆積。還有許多公害物質更是不容忽視。

現代社會的進步，製造了許多傷害肝臟、促進B型肝炎惡化的主要因素，對於每年約達四萬以上的肝臟病死亡人數的增加，確實有推波助瀾的危險性。

即使是親吻或性行爲也會輕易地感染肝炎病毒

從前我們一向認爲，A型肝炎屬於「流行性肝炎」，B型肝炎以及非A非B型肝炎則屬於「血清肝炎」。

A型肝炎會經由病患活動時殘留下的病毒而感染，如飲用水或陰部、口部。這種傳染途徑稱爲口對口傳染。由於在戰場或不衛生的地區非常盛行，故稱爲流行性肝炎。現仍時常傳聞有人到東南亞或非洲等衛生狀況落後的地方旅行，返國後發現感染A型肝炎。在這些地方應該注意不要食用生的食物。

此外，B型肝炎（或是非A非B型肝炎）則多由輸血感染，故稱爲血清肝炎或是輸血後肝炎。換言之，這類的肝炎的感染途徑是因輸入帶原者所捐的血液。

但是，除了輸血之外，預防接種時，注射針頭曾被擁有B型肝炎病毒的人（帶原者）使用過；或是在牙科接受治療時，使用帶原者用過的儀器；或是針灸治療時，不慎感染的案例爲數甚多。

前曾提過三重大學的案例，即是由於從事醫療者接觸病患血液的機會很多，感染的可能性自然也較高。目前醫生或護士、檢驗師、牙科醫生等醫療從事者感染肝炎的比率比一般人高，是眾所皆知的事實，但是最近隨著許多管理政策的實行，醫療機構的感染率已慢慢減少。這些政策包括使用「用完即丟」的針頭，加強醫療用具的消毒工作等。

經由血液是B型肝炎最普遍的感染途徑，但是最近不再只是血液感染了。唾液、精液、分泌物中也因出現B型肝炎濾過性病原體，而具有感染可能。也就是說，與病毒帶原者作出親密接觸行爲，如親吻或性行爲等，也會成爲感染原因。

夫妻間若有一人是濾過性病毒帶原者，就會傳染給對方。新婚不久即發病的B型肝炎又稱爲「蜜月肝炎」。由於唾液也會傳染，所以親吻、或把嚼過的食物餵給孩子都會造成感染。情侶或是同性戀人之間也常發生感染的案例。

遇到年輕男士因急性肝炎求診時，我總會問他：「最近是不是曾出國旅行？」若問他：「是不是在那兒做了什麼好事？」被我說中原因的相當多。旅行時與當地的女性發生性行爲後，常會意外地感染肝炎。尤其是東南亞帶有肝炎病毒的人很多（全世界百分之七十八的帶原者集中於亞洲），所以必須特別謹慎。

最令人擔心的母傳子「垂直傳染」

另一個B型肝炎的傳染方式，就是生產或其前後，由母親傳染給嬰兒的感染途徑。這種由母親直接傳染給小孩的感染方式稱爲「垂直傳染」。另外一種則是前文所提的，由母親以外的第三者傳染而得，稱爲「水平傳染」。

生產時，嬰兒一定是全身沾滿母親血液而呱呱墜地。但是如果母親是B型肝炎病毒的帶原者，則嬰兒就會沾染到含有肝炎病毒的血液而被傳染。此外，懷孕期間透過胎盤傳染、或是出生後母親親密地照顧都會造成感染。

爲什麼會這麼輕易就感染肝炎病毒呢？這是由於幼兒時期的免疫系統尚未發育完全，無法判斷由母親傳染而得的濾過性病毒是敵人，所以也沒有產生抗體。

肝臟病集中發生的家庭

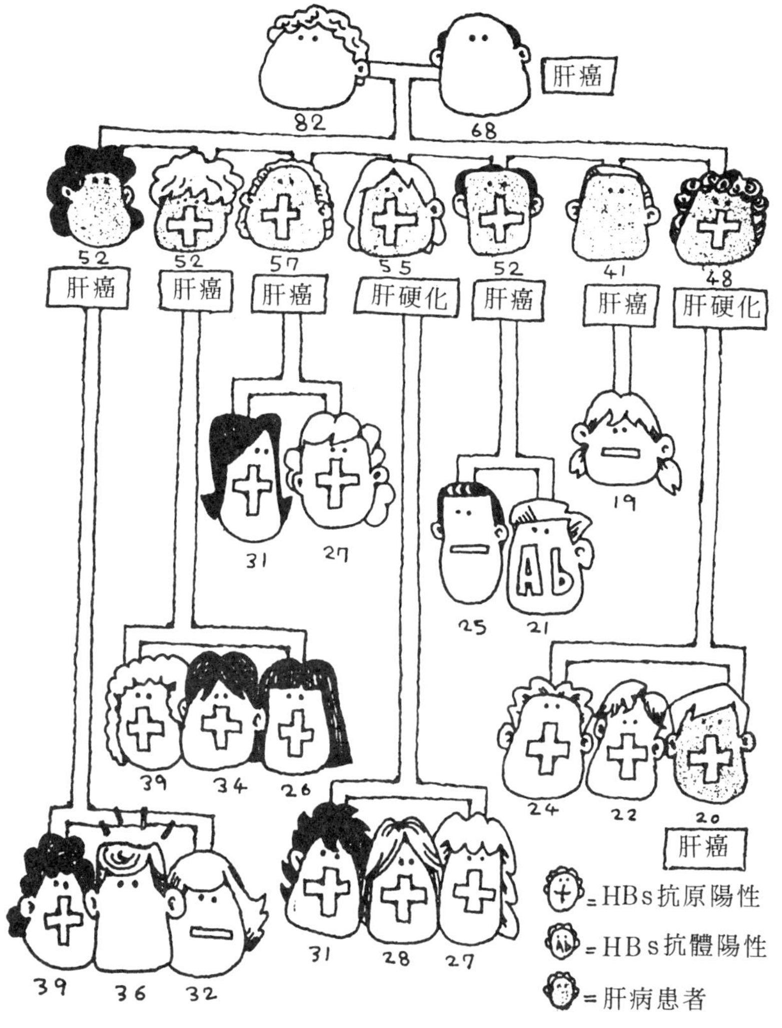
肝癌
82
68
52
52
57
55
52
41
48
肝癌
肝癌
肝癌
肝硬化
肝癌
肝癌
肝硬化
31
27
25
21
19
Ab
39
34
26
24
22
20
肝癌
31
28
27
39
36
32
=HBs抗原陽性
=HBs抗體陽性
=肝病患者

前文也曾經解說過，B型肝炎的濾過性病原體不會破壞肝臟細胞，所以會成立一種共存關係，濾過性病原體會在細胞內居住下來。形成所謂的「帶原者」。由母親傳染孩子的「垂直傳染」之所以可怕麻煩，就是因爲會形成這種帶原者。

而「水平傳染」通常是嬰幼兒時期之後才被傳染。這時的免疫系統已有健全的功能，所以會擊退侵入的濾過性病原體，但是因爲它也同時破壞了肝臟細胞，這就是急性肝炎發病的原因。但是由於產生抗體，只要將肝炎治癒後，絕不會發生再度感染，也絕不會轉變成日後的慢性肝炎。只有免疫力不完全的嬰幼兒時期或是使用抑制免疫系統藥物的人，才會因爲沒有產生免疫作用而變成帶原者。

只要母親將濾過性病原體傳與小孩，小孩子變成帶原者後，家族內會集中性地產生慢性肝炎、肝硬化、肝細胞癌等各種肝臟疾病。這是由於帶原者將來往往要面臨慢性肝炎→肝硬化→肝細胞癌的病例過程。前圖即是大林明先生（都立駒進病院）在大阪醫學院時，調查某家族所得的結果，由圖可知這個家族的兄弟姊妹都罹患肝臟病。

順便値得一提的是，這種家族病例的調查，正是當初發現母傳子的垂直傳染之重要線索。

關於這一點，留待稍後詳述（請參考第一三六頁）。由於發現B型肝炎的濾過性病原體，使得垂直傳染得以預防。結果可能導致帶原人數減少。對於帶原者轉變為慢性肝炎、肝硬化、肝細胞癌的預防也有助益。更可以減少帶原者將病毒傳染給其他人的機會。

以此方式，就有可能將B型肝炎全面撲滅，所以女性帶原者務請特別小心謹慎，不要將濾過性病原體傳染給小孩子。

疲勞過度、壓力、睡眠不足——壯年期反而有許多原因造成病情惡化

最近有許多三十五、六歲開始到四十幾歲、五十幾歲正值年輕力壯的男性，因肝臟受傷害而入院的病例，相當受人矚目。也有許多B型肝炎患者，從前病情穩定的慢性肝炎或肝硬化，最近突然又開始惡化，或是在此之前完全沒有任何徵

兆，但是檢查後發現已經轉變成肝硬化了，這類的病例時有所聞。

B型肝炎之所以會在壯年時期發作或惡化，原因之一由於肝臟病是慢慢進行的，到了這段年齡正好是病狀顯現的時期。但是原因並不僅止於此，我們還必須注意到這些人在這段時期過著怎樣的生活，也就是說，生活型態是値得認眞考慮的重要因素之一。通常一個人到了三十五歲至五十幾歲之間時，在工作崗位上應該已經開始擔任重要的職務，通常是勞心不勞力的工作。在家庭方面，身爲一家之柱必須保護及養育家人。爲兼顧兩者，勢必相當辛苦。

當公司的工作緊張繁忙時，一定會疲勞過度。每天提早上班、晚上加班，偶爾還要應酬，睡眠時間又往往不夠充足。除了工作本身的壓力之外，還有上司、同事、部屬之間各種複雜的人際關係。回家之後也不得休息，小孩子的教育問題、買房子或孩子學費等經濟問題，更要聽太太發牢騷，不斷地承受壓力。

這樣的生活型態聽起來還好，但是，如果必須每天面對這種令身心俱疲的生活環境，不得不考慮可能會造成肝炎發作或復發的導火線。帶有肝炎病毒卻未發病，或是慢性肝炎或肝硬化的病情能穩定地控制住，兩者都是因爲病人體內所具備的抵抗力以及免疫力剛好和濾過性病原體的繁殖力呈平衡狀態。所以如果濾過性病原體又開始增加、引起病情發作或復發，一定是因爲疲勞過度、壓力加上睡眠不足，破壞了與病毒之間的平衡狀態。

而且，肝臟是一個忍耐力非常强的器官，壯年時期發病，或察覺有異樣時，肝臟仍然一直任勞任怨地工作著。它是個回復力很强的器官，所以如果受了小傷害，會默默地承受。就算出現一些症狀，忍耐力强又正值壯年的父親們，會一直忍耐。但是這段期間，對肝臟的傷害一直持續進行，直到忍受不了赴醫求診時，病情已經惡化，剛好都發生在四十幾歲到五十幾歲之間。

壯年期確實是肝臟病最易惡化的時期，而且B型肝炎一旦復發，環境條件也很容易加重病情。

時時留意身體健康，儘量提高免疫力、預防濾過性病原體繁殖，就會抑制肝炎發作或復發。時值壯年期的人，總是工作第一而忽略身體保健，但是至少要保持足以和濾過性病毒相抗衡的體力。正因爲自己年輕力壯且身負重任，所以更要好好地保護肝臟。

酒、藥物、肥胖是助長肝炎的三大原因

你知道全球那一個國家的肝硬化死亡率最高嗎？答案依序是法國、葡萄牙以及澳洲。全都是酒的大生產國，喜歡在酒中滲水，以酒精消費量高而聞名於世。觀察世界各國的肝硬化死亡率，剛好和酒精的消費量成正比。反觀斯里蘭卡、埃及等酒精消費量低的國家，死亡率總是相當低。由此可知，酒精是肝硬化的重要原因。

舉個例來證明，請看這一張法國肝硬化死亡率的例年調查。根據此項統計，一九一八年至一九四五年的肝硬化死亡率突然銳減，這時剛好是第一次世界大戰及第二次世界大戰。當時酒實行配給制度，所以消費量當然降低了。另外，美國也有相同的例子，當禁酒法案實施期間，肝硬化的死亡率也是急速下降。

至於日本的情況如何？曾經有一段時間，日本的酒精消費量比歐美各國低，但是，肝硬化的死亡率卻相當高。之所以會出現這種反常的情形，是由於當時日

法國肝硬化死亡率的趨勢圖

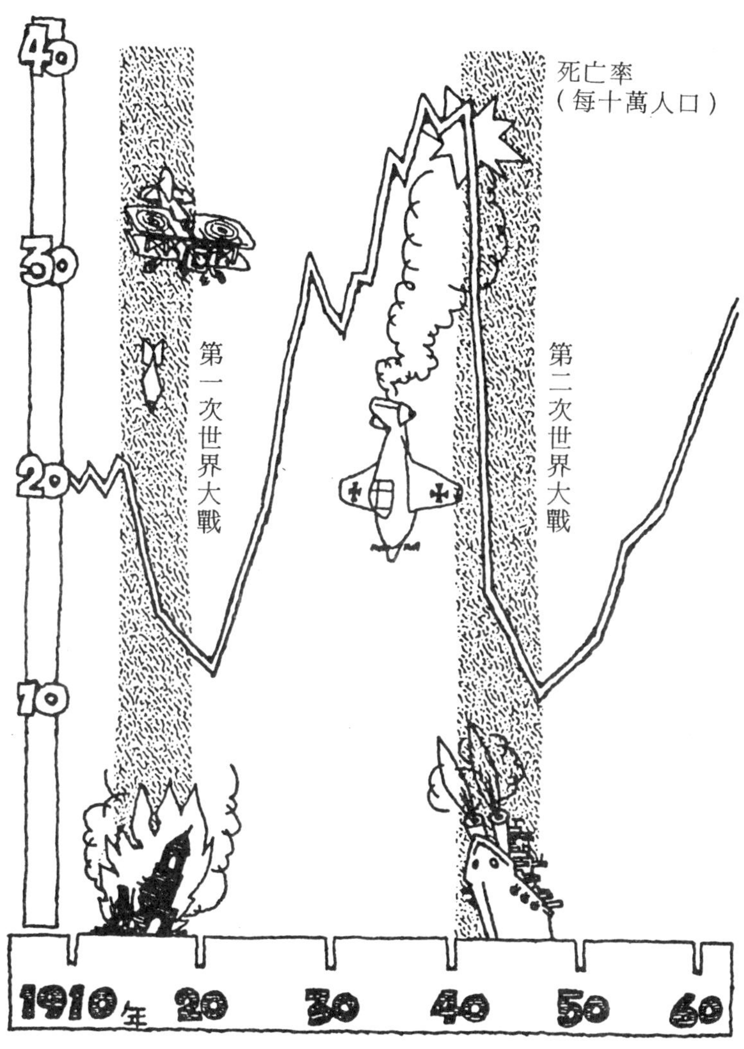

本的病毒性肝炎比歐美各國多。

但近年來，日本的酒精消費量急速增加，肝硬化的死亡率也隨著大幅提高。B型肝炎的病患如果喝酒，會增加肝臟的負擔，肝臟功能會顯著地受損。酒精造成的肝硬化應該不會轉變成肝細胞癌，那麼爲什麼肝細胞癌的病患會隨著酒精消費量日益增多呢？這完全是由於喝酒會助長病毒性肝炎的惡化。

促進病毒性肝炎惡化的另一重要原因是「藥物」。抗生素、化學醫療藥劑等各種藥品往往會成爲肝臟受傷的原因。藥物所引起的肝臟傷害，稱爲藥物性肝傷害。

藥物傷害肝臟的途徑有二，第一種是藥物本身對肝臟有毒性。剛開始製造藥物時，當然是儘量選擇對身體無害的物質。但是有時爲了醫治某種疾病，即使有副作用也不得不睜一隻眼、閉一隻眼。其實不管什麼藥，常常都是用來「以毒攻毒」的，所以任何藥物都必須小心使用。

另一種途徑則是對藥物過敏，而形成肝臟傷害。這種情形是因爲肝臟對某些藥物有過敏的反應，傷害了肝細胞而引發肝炎。一般人不會發生，只有特定的人

容易傷害肝臟的藥物（病例個數）

抗生素
82
感冒藥
65
心臟及
血壓
藥劑
30
化學療法
藥劑
55
18
營養藥劑
手術
麻醉劑
25
神經痛
止痛藥
11
胃腸藥
16
荷爾蒙
12
其它
30

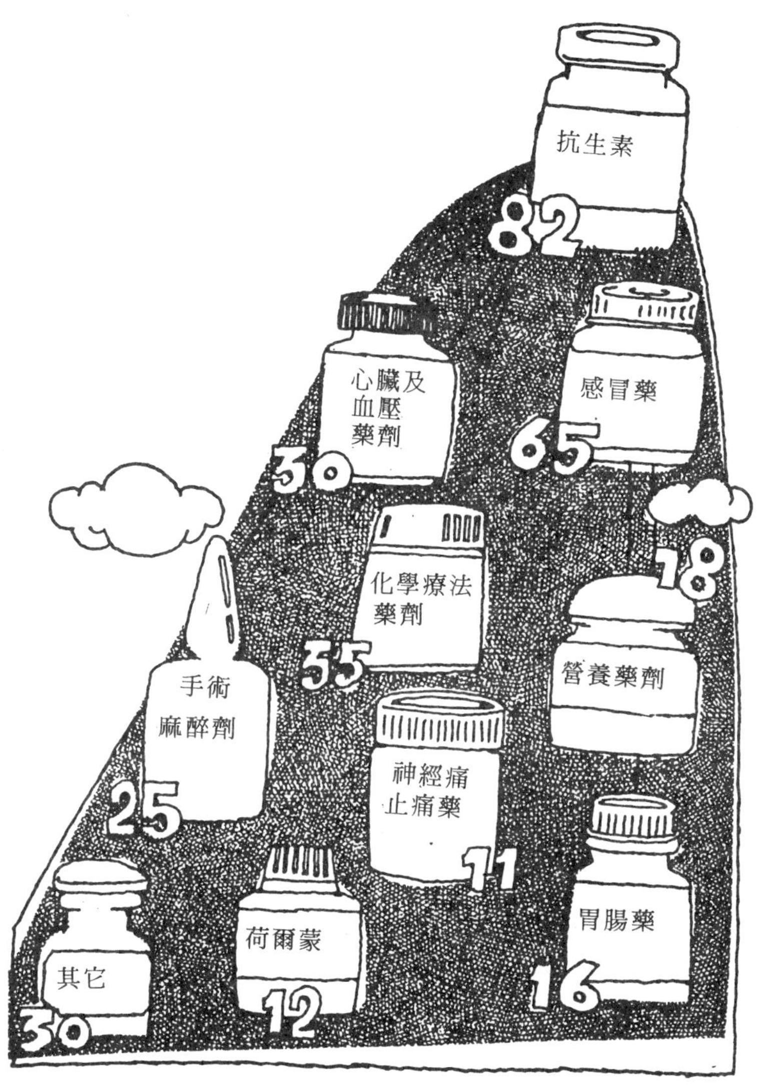

服用後會敏感，所以很難事先預防。而且過敏症常常是在形成過敏的物質已使用多次，在此之前一直平安無事，卻突然在某個時間發作。這種情形更造成預防的困難。

會造成過敏症的藥品有抗生素、退燒止痛藥等等，但是數量很少，而且連號稱無副作用的中藥也會發生。除藥物之外，色素或防腐劑等食品添加物、或是某些健康食品也有引起過敏的可能。

日本人一向喜歡用藥，身體稍有不適就馬上吃藥，更熱衷所謂的健康食品。其實加工食品愈多，吃進我們體內的添加物也愈多。

藥物造成的肝傷害，今後會日益增加。患有B型肝炎的人在選用藥物和食品時，宜小心謹慎。

除了酒和藥物之外，B型肝炎患者必須注意的還有「肥胖」。自從大家開始愈吃愈好後，營養過剩而發胖的人也逐漸增多。人一發胖，肝臟也會堆積脂肪。這種情形稱爲脂肪肝。有時飲酒過量或藥物的副作用也會形成脂肪肝，但是這種病情一拖延會使得肝臟功能降低，也可能轉變成肝硬化。而且也是B型肝炎惡化的主要原因。

酒精消費量逐年增加，新藥品陸續問市、美食主義害得人人偏胖，似乎可以說這是個充滿惡化B型肝炎原因的不正常時代。

目前尚未發明出治療肝炎的特效藥

當抑制病毒的因子（interferon）將被發現時，預期將之實際生產後能對所有的病毒性疾病產生療效，更期待它能成為病毒性肝炎的特效藥。但是這種曾經充滿希望引起廣泛報導的新藥劑，如今卻已風光不再。

因為實際生產上市之後，並未獲得預期的效果，反而產生強烈的副作用，目前仍無法成為治療病毒性肝炎的特效藥。

本書後文將介紹各式各樣的肝炎治療用劑。但是非常可惜地，目前尚未發現眞正有效的藥物。由於尚無完全抑制疾病的辦法，在治療與預防方面，除了加強身體保健之外別無他法。所以安靜、養生及不損害健康的生活態度亦愈形重要。

文行至此，或許會有人認爲B型肝炎的患者前途暗淡。但是事實絕非如此。既然已經發現B型肝炎的濾過性病原體，預防的方法也已確立。雖然說沒有特效藥，許多可能具有療效的藥物與健康食品陸續被發現。而且只要儘量避免免疫能力低落及任何造成病毒繁殖的可能，也能有效地防止疾病進行或惡化。

雖然說病毒性肝疾是一種難治的病，對於肝炎病毒的帶原者而言，只要嚴遵指示仍然可能和健康的人一樣長壽。這個可行性完全操之在你，因此請你好好保護肝臟，留意肝炎的發展。不要忽略肝炎，但也沒有必要害怕肝炎。

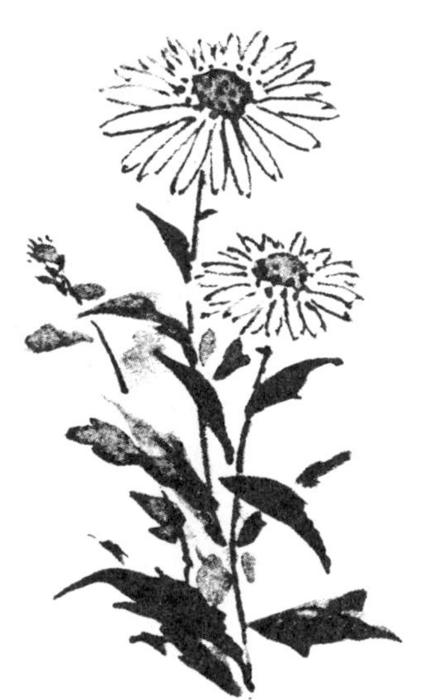

第二章
詳解肝臟組織與B型肝炎

肝臟從製造營養到解毒功能皆一手包辦，是一個龐大的聯合組織

常有人說：「心肝寶貝」，肝臟的確如我們所言，在體內的器官中擔任特別重要的工作。不但是生產身體所需營養的製造工廠，也是儲存營養的倉庫。而且是依據需求決定輸送或回收的分配中心，更要將所有不要的代謝廢物、荷爾蒙、進入體內的有毒物質加以一一分解，所以也是解體工廠、垃圾處理廠。可說是將這些工程一手包辦的龐大化學聯合工廠。

我且將肝臟進行的主要工作作一扼要說明。

①營養素的新陳代謝

我們由食品所獲得的營養素經由小腸吸收後，立刻送到肝臟，再在肝臟中將其轉製成體內所需要的型態。

●**蛋白質**——蛋白質在小腸中分解成胺基酸被吸收，再被運至肝臟。在此轉製成

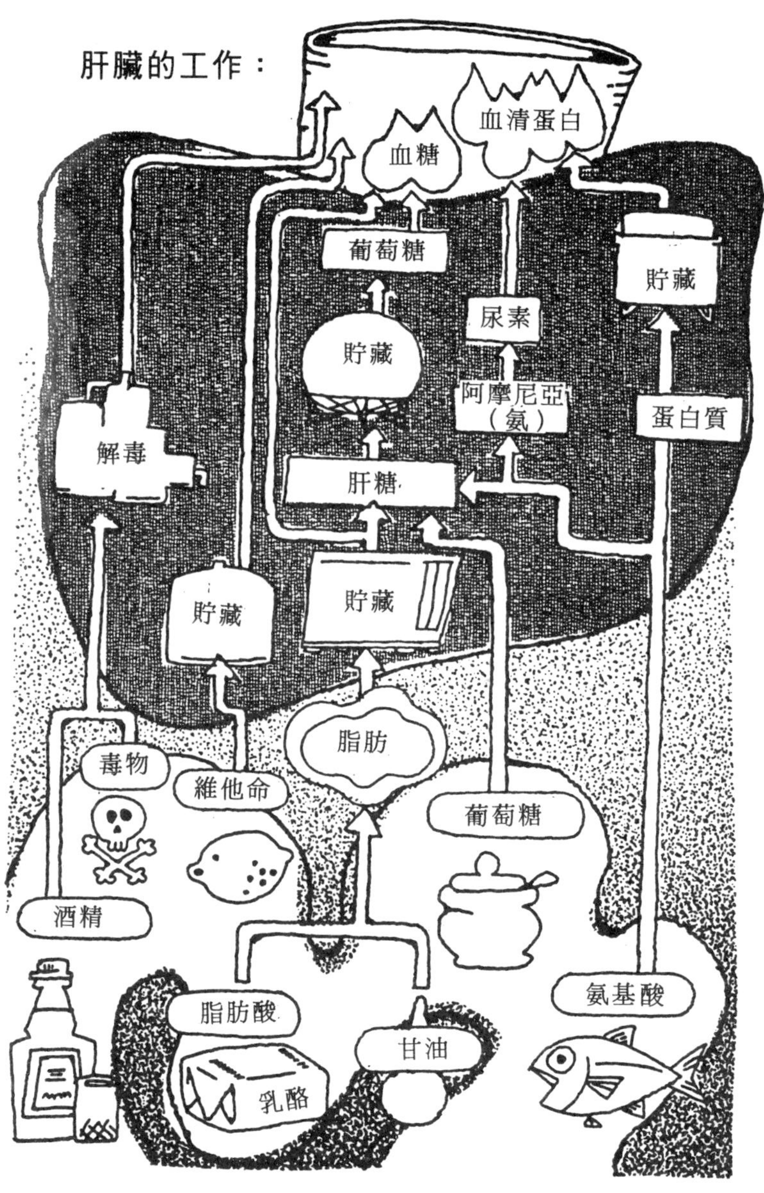
肝臟的工作：
血清蛋白
血糖
葡萄糖
貯藏
尿素
貯藏
阿摩尼亞
（氨）
蛋白質
解毒
肝糖
貯藏
貯藏
脂肪
毒物
維他命
葡萄糖
酒精
氨基酸
脂肪酸
甘油
乳酪

造血或肌肉所需的蛋白質，再經由血液輸出。多餘的一部分儲存於肝臟，另一部分則轉換成葡萄糖成爲能源。

●**醣類**——糖分或澱粉在腸胃中轉換成單純形式的醣類（即單醣類，如葡萄醣或果醣等）被吸收，到了肝臟則全部化爲葡萄醣。葡萄醣隨著血液送至全身，是細胞的主要能源。其餘的部分則轉變成肝醣，直接貯存於肝臟。

●**脂肪**——在小腸中分解成脂肪酸再吸收運至肝臟。在肝臟中轉換成膽固醇及中性脂肪等等，由蛋白質包圍形成蛋白類脂再隨血液送出。多餘的部分有些化爲葡萄醣，有些化爲中性脂貯藏於肝臟，再隨膽汁一起排出。

●**維他命**——吸收後的維他命在肝臟活性化之後，視需要由血液輸出。由食品所吸收的維他命無法直接利用，一定要經過轉換才能使用。多餘的部分就保存於肝臟。

②**貯藏養分**

如同剛才所言，儲蓄多餘的養分，需要時再由血液輸出，這也是肝臟重要的功能之一。動物的肝臟或內臟之所以被認爲是滋補的食品，就是因爲其具有養分貯藏庫的功能。

●調節血液中的養分

血液中的營養成分通常都保持於一定的值，肝臟會將多餘的保存，並視需要送出，擔任調節的功能。且以固醇爲例，需要時會不斷製造，一有多餘就轉換成膽汁酸，隨膽汁一起排出。

●分解與調整荷爾蒙

分解不要的荷爾蒙，擔任平衡荷爾蒙的調節工作。因此，當肝硬化等原因致使肝臟功能降低時，男性荷爾蒙的分泌會減少，致使精力減退。而且由於女性荷爾蒙的影響，男性的乳房會變大，女性則會造成經期不順。

●分解並處理藥物、毒物及廢物

分解進入體內的藥物及毒物，使其無毒化。同時也擔任分解及處理酒精的任務。此外，必須處理體內產生的廢物（新陳代謝的產物）將之分解、無毒化。例如使用蛋白質之後會產生阿摩尼亞等氮化合物，這些對身體而言是有毒物質，如果到了腦部會導致精神或神經異常。當肝臟功能明顯降低時，常會出現精神遲鈍恍惚、或陷入昏迷狀態，就是因爲無法妥善處理這些氮化合物，血液中含量過高之故。

⑥製造膽汁

消化、吸收脂肪時，不可或缺的膽汁也是由肝臟製造。分解老化的紅血球也是肝臟的工作。分解紅血球時，其中的血紅素轉化成膽紅素與膽固醇化成的膽汁酸，再加上酸固醇是製造膽汁的原料。膽汁由肝臟經由膽管送至膽囊，在這裏濃縮後再分泌到十二指腸。順便提一下所謂的膽汁就是，嚴重嘔吐時，吐到最後沒有東西了，再吐出來的黃色液體便是。

罹患肝炎時，之所以會出現黃疸，是由於血紅素化成的膽紅素無法隨膽汁排出反而充滿於血液中所致。血液中的膽紅素因隨尿液排出，所以尿液會變成黃褐色，而糞便因爲少了黃色素反而變白了。

⑦其他

製造血液的凝固成分，除此之外肝臟還擔任其他各種功能。

肝臟是體內首屈一指最頑強的器官

肝臟是人體內最大的內臟，成人的話約重一・五公斤，其中大約有三千億個細胞。位於右上腹部，剛好隱藏於肋骨內側。平常看不出來，但是，當肝臟腫大時，在右側肋骨弓的下端處壓下，會摸到硬硬的東西。

肝臟是個能力很強的器官，即使切除掉四分之三，剩下四分之一部分仍能有效的維持生命。而且回復力很強，雖然切掉了四分之三，四個月之後就可回復成原來的大小。是一個非常頑強的器官，但是方才也提過，肝臟必須擔任各種的工作，若非如此恐怕無法勝任。

肝臟是一個「沈默的器官」，其工作力與回復力都相當強，即使稍微受一點傷也不會出現任何癥狀。這一點與默默忙於家事的母親很像。

爲家人買回食物烹調（營養的新陳代謝），以及收拾、打掃、洗衣服等（分解及處理毒性、廢物），如果食物不夠，自己會儘量忍耐，讓孩子先吃（先將養肝臟的位置與形狀：

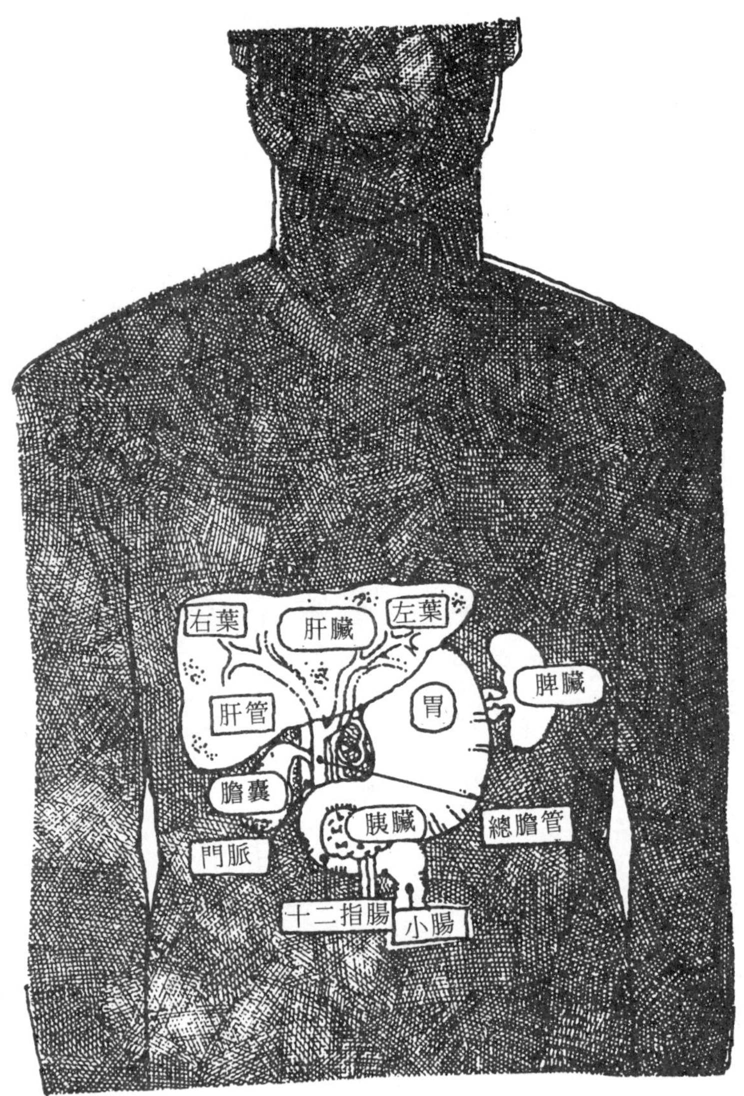

分送到其他器官）、身體日漸惡化也絕不休息，還要勉強起床爲先生及孩子準備便當（即使受到傷害也不出現病症，仍繼續工作）。

由於母親總要強自忍耐，等到發現生病時，常常爲時已晚，事態又已相當嚴重。這一點也與肝臟相似，由於平時沒有症狀發生，發現不妥時病情已惡化，甚至已無法挽救。

就像我們常向母親撒嬌一般，我們也常給肝臟過重的負擔。飲食不正常，飲酒過量、疲勞過度、睡眠不足等，像個不肖子般糟塌肝臟。但即使如此，肝臟仍然默默地繼續工作著。

平時勿做不孝的事，若發現任何小症狀，須儘快讓它休息，請好好保護您的肝臟。有句話說「子欲養而親不待」，趁肝臟健康時好好保養，以免爲時已晚。

B型肝炎病毒的全貌與傳染過程

●B型肝炎病毒的原形

將B型肝炎患者與帶原者的血清透過電子顯微鏡觀察時，可以發現如圖所示三種不同形狀的粒子。其中爲數最多的是小型球狀粒子，其次是管狀粒子。大型的丹恩粒子非常少，在一千個粒子當中僅能找到三、四個。

但是，這種大型的粒子才眞正是B型肝炎病毒的本體，由於發現者是丹恩博士，所以將之命名爲丹恩粒子。但雖說是大型，其直徑也不過只有四十二nm（即1mm的十萬分之一），若不借助電子顯微鏡，普通肉眼絕對無法看到。

更進一步分析丹恩粒子時，可發現它有兩層構造，中央部分的直徑約二十六nm，周圍覆蓋了一層殼。小型球狀粒子與管狀粒子即相當於這個殼的部分。兩者的形狀雖有不同，但是由於性質相同，故皆以殼（surfase）的首字命名爲HBs抗原。最早發現B型肝炎時，就是先發現這一部分，當初稱爲澳洲抗原。

而中央部分（core）則稱之爲HBc抗原，其中包含遺傳因子DNA（deo xyribonucleic acid，即去氧核糖核酸）、製造DNA的酵素以及具有抗原性的蛋白質HBe抗原等。

●剛傳染B型肝炎病毒時的初步情形

Ｂ型肝炎的濾過性病毒與有關的抗原

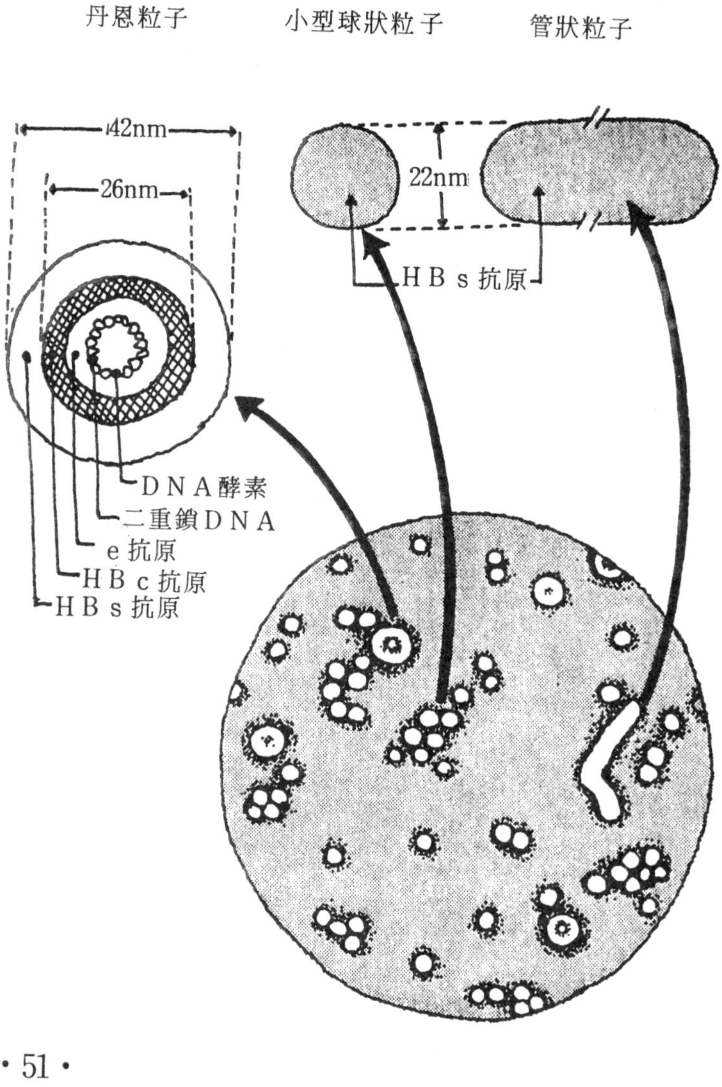

丹恩粒子　小型球狀粒子　管狀粒子

42nm
26nm
22nm
ＨＢｓ抗原
ＤＮＡ酵素
二重鎖ＤＮＡ
ｅ抗原
ＨＢｃ抗原
ＨＢｓ抗原

當B型肝炎的濾過性病毒進入體內時，首先會附著於肝細胞的表面，接著就進入細胞之中。細胞是由細胞質包圍細胞核所構成，B型肝炎的濾過性病毒侵入深達細胞核，並開始在此繁殖。

在細胞核製造的只有中央部分（即HBc抗原），當這些部分離開細胞時，會靠近稱爲小胞體的袋狀物質，並將其外膜的一部分占爲己有，而形成自己的外殼。這些外殼就是HBs抗原，其數量常常比需要量多，形成生產過剩的情形，並流入血液當中，所以當我們檢定是否感染B型肝炎的濾過性病毒時，檢查HBs抗原之有無是最簡便的方法。

新生成的濾過性病毒，又以相同的方式再進入其他的肝細胞，反覆地進行繁殖。

另外，B型肝炎的濾過性病毒原來並不會造成肝傷害。所以即使持續不斷地繁殖，其本身也不會引起疾病。

那麼爲什麼會造成肝炎呢？其中最重要的關鍵在於我們體內所擁有的免疫功能。

B型肝炎濾過性病毒的
中心部分侵入肝細胞時的瞬間

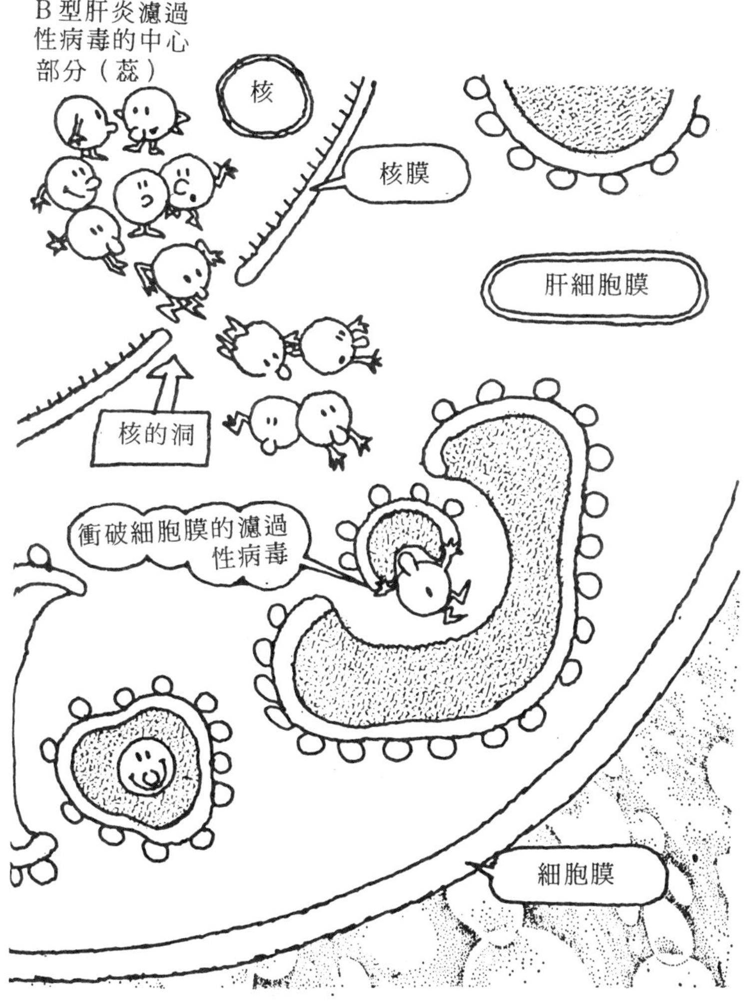

●病毒引發保護身體的免疫組織

當我們體內有病毒等異物進入時，體內具備的免疫機構即開始作用，會攻擊異物並將其治癒。

感染B型肝炎病毒時也是一樣，當濾過性病毒侵入肝細胞的同時也傷害到肝細胞，肝細胞因遭受破壞，便呈肝炎狀態。

更深入一點加以說明，爲了瞭解其中的情形，我們以免疫的組織加以說明。掌管體內免疫工作的是血液中的白血球。其中有巨噬細胞、B淋巴球（B細胞）、T淋巴球（T細胞）等細胞是迎擊外敵的戰士，也是外敵的攻擊目標。

此外，免疫機構尙有「液性免疫」與「細胞免疫」等兩大組織。在不同的工作崗位上各司其職。

其中擔任液性免疫的是B淋巴球，當細菌或濾過性病毒等異物（稱爲抗原）進入體內時，會產生一種對抗的抗體叫做免疫蛋白球的蛋白質。這種抗體會靠近異物（抗原），將之破壞，直到擊退爲止。這種作用稱爲抗原抗體反應，因爲其在血液中進行，故將此免疫組織稱爲「液性免疫」。

另外擔任「細胞性免疫」的是巨噬細胞、殺手T細胞與自然殺手細胞等各種細胞，首先談巨噬細胞，由名字就可知道，它是將異物一口一口地吃下肚內。

另外兩種殺手細胞也是人如其名，它們像殺手般地攻擊異物並將其殺掉。因爲是由細胞擔任免疫的工作，故稱爲「細胞性免疫」。但是有關細胞性免疫的研究工作，最近十五年來才開始有顯著的進步。

這兩種「液性免疫」與「細胞性免疫」會彼此交換情報、互相幫助、形成多重的防禦網，保護我們的身體不受外敵傷害。

初感染濾過性病毒時所引起的免疫反應，我們如下依序加以說明。

當濾過性病毒侵入體內時，首先由巨噬細胞上場，將濾過性病毒視爲異物，一口一口地把它吃掉。但是，如果侵入的濾過性病毒數量太多時，或是繁殖太快時，巨噬細胞寡不敵眾，就會向T淋巴球發出求救信號。T淋巴球的幫手T細胞便不斷地增加，而且幫手T細胞會促進B淋巴球產生抗體。

T淋巴球還有稱爲抑制器T細胞的細胞，當抗體遭加太多形成困擾時，它會像踩剎車般地產生抑制作用。

像這樣只要一度產生抗體，便將記有病毒面貌的通緝令歸入檔案，下次只要有相同的犯人再侵入，會立刻產生抗體，將之擊退。所以細菌或病毒所引起的疾病只要一度感染，便不會再度患病，就是因爲這個原因。

當T淋巴球的幫手T細胞增加的同時，殺手T細胞與自然殺手細胞也開始活性化作用。而巨噬細胞也開始促進自然殺手細胞活性化的工作。就這樣，我們體內的殺手軍團（殺手細胞）開始總動員，同仇敵愾地共禦外敵。

負責這些細胞之間情報傳達的是一種稱爲生理活性物質的蛋白質。這是一種由淋巴球所製造的可溶性物質，英文名爲 interleukin，其中 interleukin 1由巨噬細胞製造，負責T淋巴球與自然殺手細胞的活性化，而 interleukin 2則由T細胞製造，專責殺手T細胞與自然殺手細胞的活性化。根據最近的研究，已被發現的 interleukin 已達五種之多。

素有癌症與肝炎特效藥之稱的干擾素（interferon）事實上就是interleukin的一種。干擾素不僅僅是由免疫細胞製造，其他被病毒感染的細胞也都可以製造。干擾素在保護細胞的同時，也會負責使巨噬細胞、殺手T細胞與自然殺手

免疫系統的組織

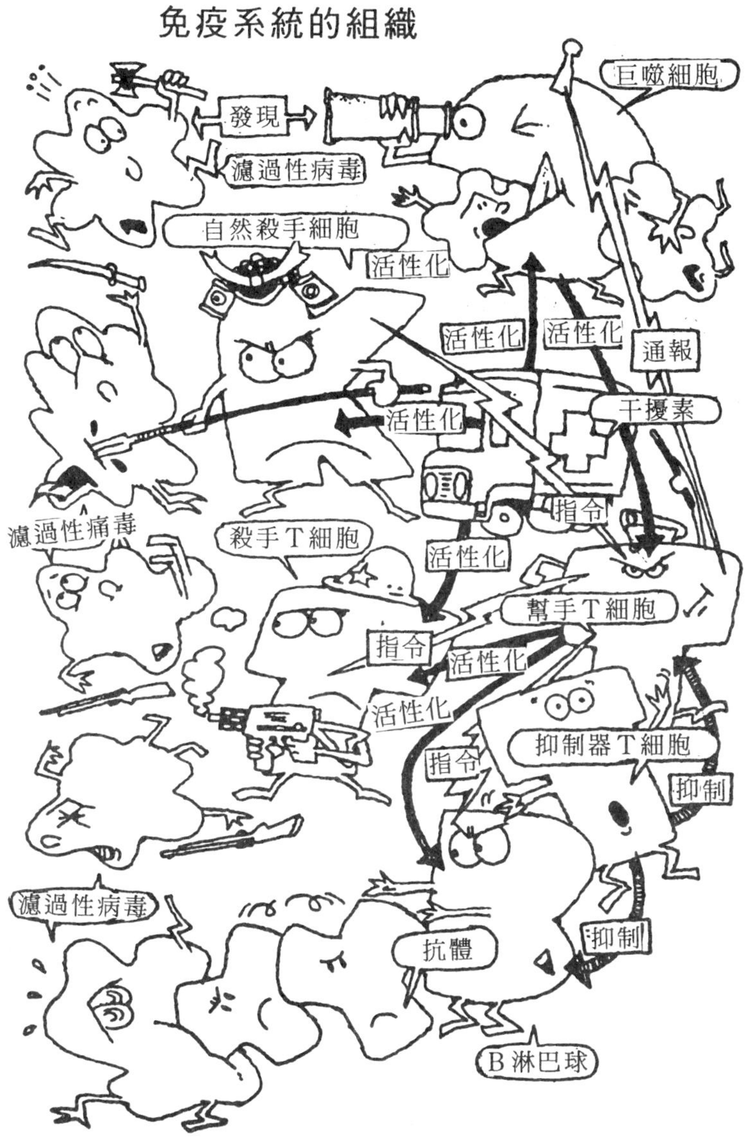
發現
巨噬細胞
濾過性病毒
自然殺手細胞
活性化
活性化
活性化
通報
干擾素
活性化
指令
濾過性痛毒
殺手T細胞
活性化
幫手T細胞
指令
活性化
活性化
抑制器T細胞
指令
抑制
濾過性病毒
抗體
抑制
B淋巴球

細胞產生活性化作用。將這種干擾素在體外製造之後再注入體內，使其能保護細胞，並使各殺手細胞「活」過來，就是干擾素治療法的原始構想。

●B型肝炎的發病方式

剛剛曾經提過B型肝炎的濾過性病毒本身不會傷害肝臟細胞。但這一點卻也造成B型肝炎比其他疾病更難應付的原因。感冒或是痲疹等其他由濾過性病毒引起的疾病，病毒會破壞被感染的細胞，而且繁殖後的病毒會逐漸流入血液當中。所以免疫機構只要將這些病毒當成攻擊目標，予以消滅即可。

但是B型肝炎病毒卻不會破壞肝臟細胞，而是在肝細胞中進行繁殖，所以免疫機構無法只攻擊病毒。所以不得已只好將被感染的細胞全部攻擊破壞，以期能消滅躲藏其中的病毒。

這時負責攻擊肝細胞主要工作的可能是T淋巴球。當病毒由被感染的細胞中釋出增殖後的病毒與病毒的外殼（HBs抗原）時，獲知軍情的T淋巴球會使殺手T細胞與自然殺手細胞活性化，展開攻擊細胞的任務。

一旦細胞被破壞之後，病毒會由血液當中離開，而B淋巴球所製成的抗體也開始參戰對付這些逃出血液的病毒，負責將之擊退。

由於爲了消滅病毒，但同時也破壞了肝臟細胞，所以肝臟會開始發炎，出現各種症狀。如果病毒已蔓延全部的肝臟細胞，大部分的肝臟細胞會全被破壞掉，肝功能會急遽下降，引發劇症肝炎。但是，通常在尚未蔓延時免疫機構已開始作用，所以普通的情形都只是急性肝炎。也就是趁病毒尚未大量繁殖時，不必大費周章就可先將之消滅。

反之，若免疫力很强時，在B型肝炎病毒尚未接近肝細胞之前便予以消滅的話，因爲尙未侵犯細胞就已治癒，所以，完全沒有任何症狀產生，卻已經有免疫力。如果肝細胞已受破壞，但只是一小部分受到傷害，也有可能在尚未發覺任何症狀時，肝臟已自行治癒回復。所以日本人當中，大約有三分之一的人在中年過後體內擁有對付B型肝炎病毒的抗體，但是其中七～八成的人卻完全不知道自己曾患有肝炎。

只要曾經感染B型肝炎的濾過性病毒，產生抗體後，絕不會再度罹患B型肝炎。這種情形稱爲免疫性感染或是非顯性感染。

●體內有病毒但卻沒有轉變成肝炎的「帶原者」

嬰幼兒時期的免疫機構尚未發育完全。因此，如果在嬰幼兒時期感染B型肝炎病毒，不會有免疫反應，或者是有反應但並不完全，無法將病毒全部消滅。結果，B型肝炎病毒便一直存留於肝細胞當中。帶原者（體內有肝炎病毒的人）便是如此產生的。

如前所述，B型肝炎病毒本身並不會傷害肝細胞，所以大多不會產生任何肝炎的症狀。但是，由於肝細胞內的病毒不斷地增加繁殖，HBe抗原會出現在血液中，而這正可警示我們注意。像這種沒有任何症狀，但發現有抗原的人，我們將之稱爲HBe抗原陽性無症候性帶原者。

檢驗血液時，除HBe抗原之外，HBs抗原、DNA、DNA酵素等的值也相當高。這種情形表示血液中有大量病毒且傳染力相當强。這段期間沒有免疫反應，稱爲「第I期」。

●帶原者發病的經過

這種絲毫不自覺的情形經過一段時間後，突然開始轉變成肝炎。但是這段期間仍然沒有任何自覺症狀，不接受檢查無法發現，所以很多人都是毫不自知地經過這一階段。其中有些人會和急性肝炎一樣出現黃疸症狀，這種情形稱爲帶原者的肝炎急性發病。也有極少的病例產生如劇症肝炎般的嚴重症狀。

之所以會產生肝炎，乃因體內發現了病毒等異物，也就是說免疫機構警覺到B型肝炎的病毒，開始了對抗活動。但是一般健康的人感染病毒時，並不會轉變成急性肝炎，也不會快速地消滅病毒，反而是緩慢地進行，HBe抗原也是徐徐地增加。不久，HBe抗原會變成陰性反應，反而HBe抗體會開始出現，且逐漸增加。這種由HBe抗原轉變成HBe抗體的現象稱爲「細胞轉變」（sell c-onversion），肝炎的發生過程到這段時期稱爲「第II期」。

肝炎潛伏期的長短常常因人而有很大的差異，大部分都在十幾歲到三十幾歲之間發病。由肝炎發生到細胞轉變之間，普通大約要二～三年的時間。

在這段期間內，肝炎的症狀會持續不斷地反覆出現，甚至有些人的肝炎拖了很久，但HBe抗原一直沒有變成陰性，這種情形一般稱爲慢性肝炎。慢性肝炎正確的診斷方法必須做肝臟的切片檢查，以詳細查知肝炎病情的發展。

完成細胞轉變之後，肝炎也得以平息，這時便進入「第Ⅲ期」。到了這段時期的帶原者稱爲「HBe抗體陽性無症候性帶原者」。當細胞轉變之後，肝炎的病情便得以平息，所以對帶原者或慢性肝炎患者而言，HBe抗原的陰性化，也就是細胞轉變便成爲一個重要的治療目標。

但HBe抗原即使變成陰性，HBs抗原仍爲陽性的情形也很多。不過HBs抗原的數量會一點一點地慢慢減少，有時也會遇到變成陰性的病例。因此，只要HBs呈現陽性，便能將病毒完全消滅，肝炎也能痊癒。

●五～六%的人轉變成肝硬化、肝細胞癌

所有的帶原者之中有九十%或是更多的人會經歷前述的過程。所以若發現自己是帶原者時，也勿須過分緊張。其中也有些女性體內雖有HBe抗原，卻終生不會發生肝炎。（很可惜，男性沒有這種病例）

但是，卻有少部分的人其肝炎一直持續，HBe抗原也一直不變成陰性。有時HBe抗原變成陰性之後，又再度變回陽性，肝炎狀態一直反覆發生。這種情形常會轉變成肝硬化或是肝細胞癌，所以必須特別小心。HBe抗原即使呈現陰

帶原者會經歷下列過程

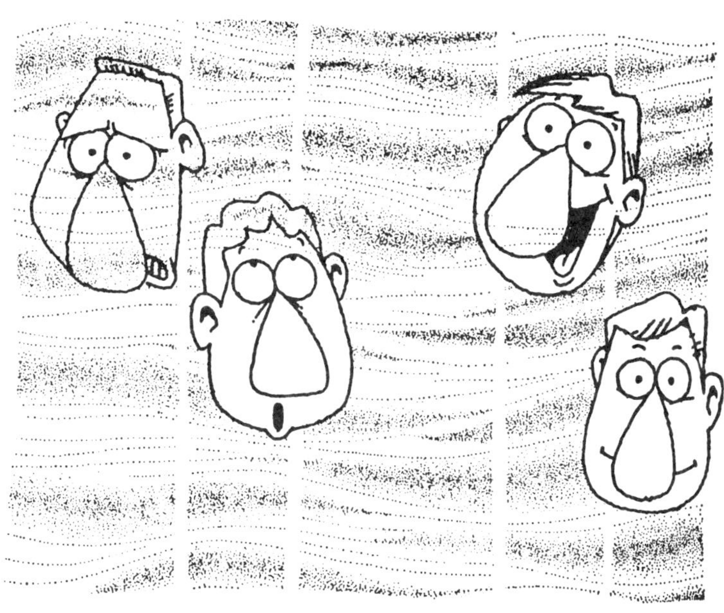

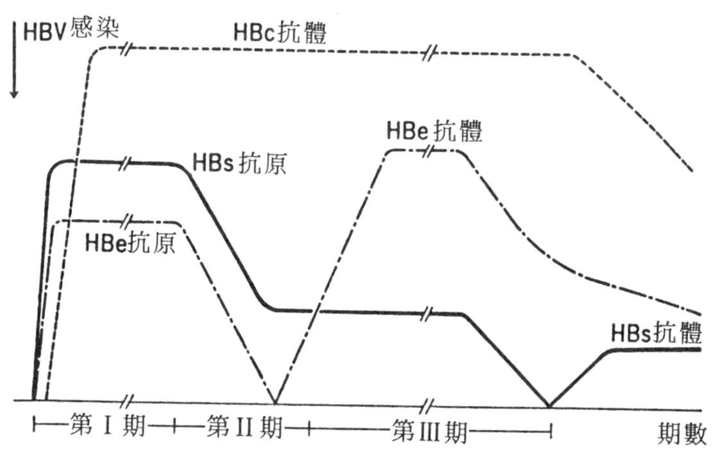

性，也要定期接受檢查，以期能儘早發現肝炎的復發或癌症的發生。發展成肝硬化或是肝細胞癌的人在帶原者中僅占五～六%的人，針對肝硬化及肝細胞癌的治療方法也日精月益，故希望大家不要庸人自擾，攪亂了正常的生活。

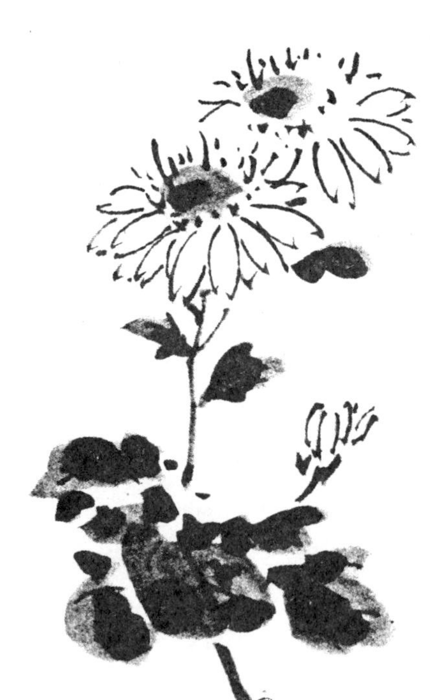

第三章　詳解肝功能檢查的結果判斷表

——以及能及早發現異常的自我診斷法——

當你覺得肝臟有一點兒不舒服，到醫院求診時，看過醫生之後，常常要接受各種檢查。包括驗尿、驗血等，各種形形色色的肝功能檢查。疑患B型肝炎的人更是不能錯過這些檢查。若做過全身健康檢查的人，恐怕就知道，其實肝功能檢查涉及層面很廣。許多專用語與生疏的數目字並排成一大串，即使聽了醫生的解說，也常常不知所云。

因此，在解說B型肝炎的治療方法及養生之道前，對於疑患B型肝炎的人應做那些肝功能檢查，爲什麼要做這些檢查，以及如何判斷正常與否，在此先做詳盡的解說。希望諸君能就自己做過的肝功能檢查結果，冷靜地做判斷，不用再老是疑心自己患了B型肝炎。

以驗尿得知肝功能之正常値、異常値

尿紅質原檢查

☆淡粉紅色的「+ -」反應是正常現象，呈現「+」表示肝障礙，呈現「-」則表示膽道閉塞，產生滯性黃疸☆

●正常值・異常值

在採得的尿液中液入測試藥劑（保羅・艾路里paul Ehlich的重氮試劑diazo）。依據顏色的變化做判斷的簡單測試。室溫五分鐘以後，如果變成淡粉紅色，是正常反應（＋－）。若變成紅色，或是暗褐色，表示尿中的尿紅質原增加，而呈現陽性反應（＋）。相反地，如果顏色不變，表示尿紅質原正在減少，而呈現陰性反應（－）。

尿紅質原若適量地排泄在尿液中，則呈（＋－）狀態，表示一切正常，若是太多時呈現（＋）、或是太少了呈現（－）的情形，都表示異常。

●疑患的疾病

陽性反應時，表示肝臟異常，此外，心臟病、溶血性黃疸、發熱等情形也會呈現陽性。陰性反應時，則表示膽道阻塞，膽汁色素無法排出，此時須注意是否有膽結石，或是膽道周邊的器官是否有腫大、發膿或發炎的情形。

●爲什麼要做這項檢查

膽汁中所含的黃色色素稱爲膽汁色素（bilirubin），因爲腸內細菌的作用產生變化後形成尿紅質原。老舊的紅血球主要在脾臟進行分解，此時血中的色素血紅蛋白（hemoglobin），會變成膽汁色素，在肝臟處理下，與膽汁一起排泄到十二指腸中。膽汁色素在腸內因細菌的作用而變成尿紅質素，大部分是混在糞便中，再排出體外。而其中的一部分會被再次吸收，隨著血液又回到肝臟。像這樣來回於肝臟與腸之間的情形，稱爲腸肝循環。

回到血液中的尿紅質原，一部分會隨著尿液，排泄出體外。但是當肝臟異常時，無法處理尿紅質原，致使其大量隨著尿液排出體外，便形成了陽性反應。此外，當膽道閉塞時，膽汁無法排入十二指腸內，而無法製造尿紅質素，尿液中也沒有排出，便呈現陰性反應。

沒有任何痛苦，又很簡便的測試，又因反應迅速，在出現黃疸之前就能呈現陽性反應，因爲能及早發現肝臟病，一直被當成甄選測驗（最初概略性的判斷檢查），而廣泛地實施。但是，當便秘、發燒、運動後，或是夏天尿量減少時，也會呈現陽性反應。所以尿紅質原檢查即使是陽性反應，也不見得一定是肝臟病。相反地，肝臟病時也有可能呈現陰性反應，所以如果僅有陽性或是陰性一種反應時，必須做更進一步的檢查，以便查明肝臟病之有無。

尿中膽汁色素檢查

☆陽性反應表示有黃疸現象☆

正常值・異常值

在尿液中加入試劑，依是否變成綠色來加以判斷。血清直接膽汁色素値爲每1 dℓ中含〇・四 以上者，會呈現陽性反應（＋），表示異常。以下則呈現陰性反應，表示正常。

●疑患的疾病

這項檢查呈陽性反應時，表示黃疸剛剛開始，所以能早期發現肝臟病或是膽道系統的疾病。對於肝臟病的早期診斷，是一個很有效的檢查。但是，若想判斷是否爲膽道系統的疾病，則必須再做其他進一度的檢查。

●爲什麼要做這項檢查

血液中構成紅色的主要成份爲血紅蛋白（血紅素），血紅蛋白在肝臟或脾臟分解之後，形成一種稱爲膽汁色素的物質。因爲其本身是膽汁的黃色色素。膽汁是由膽汁酸、膽甾醇、以及膽汁色素構成，由肝臟經由膽道，排泄到十二指腸。

當肝臟發生疾病時，膽汁流通的管道阻塞時，膽汁色素無法排泄到腸中，血液中的黃色色素便會增加，致使皮膚呈現黃色，這就是黃疸現象。這些血液中的膽汁色素會隨著尿液排泄出體外，所以尿液顏色會變深，成爲棕色或啤酒瓶般的茶褐色。

在急性肝炎的初期時，血液中的膽汁色素才剛剛開始增加，數量很少故不會出現黃疸。同時隨著血液一起排出的數量也很少，尙無法由肉眼判斷。但是這項檢查可以判斷尿液中是否含有膽汁色素，所以可以早期發現黃疸現象。

肝炎的初期時，腎臟可充分將血液中多餘的膽汁色素排出體外，但是，隨著肝炎的進行，腎臟無法將逐漸增多的數量排泄出體外，這項檢查就是利用腎臟所具備的功能，可以對肝炎的發展做明確的判斷。

對於黃疸輕微但膽汁色素大量排出的肝炎初期，或是黃疸很嚴重，但是膽汁色素排出量少的回復期，都能做明確的判斷。

膽汁色素有二種類型，一種是與葡萄糖醛酸類脂（glucuron 酸，又稱為肝泰樂）結合而成的直接型膽汁色素（抱合型膽汁色素），另一種則是與清蛋白（albumin ）結合而成的間接型膽汁色素（非抱合型膽汁色素。直接型可排泄至尿液中，而間接型則無法排至尿液中。

罹患肝炎時，直接型會增加。但如果是溶血性黃疸（血液病引起的黃疸），則間接型會增加，所以如果是做尿液檢查，並不能檢驗得知。

因此，即使有黃疸現象，做尿中膽汁色素時，並非一定會呈現陽性反應。但是如果利用其原理，做血液中膽汁色素的直接型與間接型比較的話，可能對造成黃疸的原因會有更進一步的瞭解。

以驗血得知肝功能之正常值・異常值

血清膽汁色素檢查（T－B・i・l・i）

☆膽汁色素總數〇・一～一・二mg／dℓ為正常，超過表示有黃疸☆

●正常值・異常值

將取得的血液的血清成分加入試劑，試劑會與膽汁色素發生化學反應而產生顏色變化，根據光學比色計判斷其顏色濃度，以測量血清中含膽汁色素的數量。

若膽汁色素的總數在〇・一～一・二mg／dl表示正常，超過一・五mg／dℓ時則表示異常，也就是有黃疸現象發生。

●疑患的疾病

由於這項檢查可以分別測量直接型與間接型的膽汁色素，所以，可判斷病患所患的疾病是肝臟病或膽道系統的疾病（如急性肝炎、慢性肝炎或肝硬化的進行期、膽結石或膽囊、膽管、胰臟等發炎或癌症），還是其他的疾病（如血液疾病等）。

●爲什麼要做這項檢查

如前項「尿膽汁色素」所述，紅血球的血紅素分解後所得的膽汁色素，一在血液中增加時，就會形成黃疸現象。所以這項檢查主要就是抽取血液，以測量血清中膽汁色素的總數。

由於能正確地測出血液中膽汁色素的數量，所以如果想調查黃疸之有無或黃疸的變化情形的話，這是一項不可或缺的檢查。

另外，根據測定所得的膽汁色素直接型或是間接型之不同，可判定黃疸的種類以及形成的原因。

由血紅素製成的膽汁色素，大部分會進入肝臟，並形成直接型，再變成膽汁分泌到十二指腸內，與糞便一同排出體外。糞便之所以會呈現黃色，就是由膽汁色素的顏色所形成。

如果感染肝炎或是膽道閉塞時，這種直接型膽汁色素會逆流至血液當中，而糞便因沒有膽汁色素，呈現灰白的顏色。

而如果是紅血球壞死產生的疾病，未經由肝臟處理的間接型膽汁色素會在血液中增加。

這種情形稱爲溶血性黃疸。

直接型膽汁色素增加時，可能是急性肝炎、慢性肝炎或是肝硬化的進行期（惡化期）、也可能是膽結石或是膽囊、膽管、胰臟等的炎症。而間接型膽汁色素增加時，則可能是血液病所引起的溶血性黃疸、體質性黃疸或是新生兒黃疸。

ＩＣＧ試驗

☆十％以下表示肝功能正常，超過則表示肝障礙☆

●正常值・異常值

將ＩＣＧ色素（Indo Cyanin Green）注入靜脈中，十五分鐘後，再抽取血液，測量血液中色素的殘留值。將注入色素的殘留值以百分比表示，十％以下的話，表示正常。

●疑患的疾病

如果超過這個數據，表示肝功能正逐漸減弱（慢性肝炎、肝硬化），也可能是膽汁的通道發生阻塞所引起。

●爲什麼要做這項檢查

當ＩＣＧ色素注入體內時，肝臟會將之吸收，並隨著膽汁一起排出。當肝臟能力較弱時，排泄功能也跟著減弱，色素會殘留在血液中，所以根據殘留量的多寡，便可判斷肝臟功能的惡化程度。

肝炎的初期診斷、慢性肝炎或肝硬化而沒有黃疸現象時的診斷，以及黃疸消失後治療方法的判斷，常常會利用此項檢查。也是檢查肝臟全體功能時不可或缺的測定，其顯示的反應敏感度僅次於ＧＯＴ與ＧＰＴ。

氨基轉移酶檢查（transaminase）（GOT・GPT）

☆三十單位以下表示正常，對肝臟異常能敏銳反應的檢查☆

●正常值・異常值

這項檢查可以調查在肝細胞中含量很高的一種酵素，叫做氨基轉移酶（tra-nsaminase）。將血清自血液中分離出來，再置於自動分析裝置（auto-analyser），可立刻得知測定值。

GOT和GPT，對肝臟異常具有很敏銳的反應，在許多肝功能的檢查項目中，是最被廣泛使用的。

正常情況時，GOT爲七～三十單位，GPT爲四～三十單位。一般健康的人，GOT的值比GPT的值高。但是有些疾病的GOT與GPT的比值會有變動，所以將兩者測出後再進行比較也是相當重要的。

●疑患的疾病

病毒性的急性肝炎時，GOT與GPT都急速上升至一千單位以上，超過二千單位的也不少，這種情形都是GPT比GOT高。

慢性肝炎時，如果病情穩定，則接近正常值。但是一旦進入活動期開始惡化時，甚至會超過二千單位，比急性肝炎更高。慢性肝炎或者是肥胖所造成的脂肪肝，通常GPT的值會比GOT更高。

而肝硬化或肝細胞癌，以及酒精引起的肝障礙時，GOT會上升至二百～三百單位，但是GPT沒有變化。故GOT特別高是其一大特徵。

一樣會有黃疸現象產生，肝炎等肝細胞受到傷害的情形下（如肝細胞性黃疸），GOT與GPT會一起上升，超出一千單位以上；但是，膽結石等膽管性疾病，使得膽汁排泄發生困難時（膽汁瘀滯性黃疸），僅會上升至數百單位，兩者可做清楚的鑑別。

●為什麼要做這項檢查

GOT為 Glutamate Onaloaretate Traneaminase，GPT為 Glutamate Pyruvate Traneaminase，兩者都是肝細胞中含量很高的酵素。肝臟必須進行各種物質的分解與合成作業（新陳代謝），這些工作都是由肝細胞當中的酵素負責。肝細胞中含有許多酵素，所以當肝臟異常，肝細胞遭受破壞時，這些酵素會跑進血液中。在各種不同的酵素當中，選擇最易測定的，就是GOT與GPT。

肝臟是很頑强的器官，B型肝炎時，已經是慢性肝炎的狀態下，仍未出現任何症狀，病人也無自覺症狀的例子很多。其中也有人一直到肝硬化或肝細胞癌的地步，才總算被發現。

肝臟的障礙，在尙無自覺症狀時，早日檢查，早日發現最重要。由於GOT與GPT是反應非常敏銳的檢查法，在症狀尙未出現的階段，也能很快地得知異常。在成人病的集體檢查中是必作的項目，光是如此就已對肝臟病的早期發現有相當的助益。

此外，由於也能敏銳地反應病情的變化，對於病情的診斷也能發揮無窮的威力。如前如述，將GOT與GPT的檢查值加以比較，可以鑑定疾病的種類。

GOT在心臟與骨骼、紅血球中也有，所以在心肌梗塞或軟骨症、溶血性疾病、癌症等的判定也有助益。心臟病時，若是心肌梗塞則GOT的值較高。但是狹心症時不會有變化，故可用來鑑別兩者。

膽素脂酵素檢查（chE）

☆二〇〇一一九〇〇單位或者〇・六～一・一△pH／hr為正常。肝障礙、尤其肝硬化時會下降☆

●正常值・異常值

這項檢查主要是測量血液中的酵素（膽素脂酵素），使用自動分析裝置（auto-analyser），即能輕易地做檢查。二二〇〇～一九〇〇單位、或者是〇・六～一・一△pH／hr的範圍內，表示正常。

●疑患的疾病

與GOT、GPT不同，肝臟發生障礙時，數值會減少。數值愈低則障礙的程度愈厲害，肝硬化時特別低。

●為什麼要做這項檢查

這種酵素由肝細胞製造，當肝細胞受傷害時產量會減少，在血液中的含量也會減少。根據減少的數量可得知肝細胞受到何種程度的傷害，肝臟功能減退到什麼地步。對於慢性肝炎或肝硬化的發展，此後病情的推測，慢性肝臟病大略的進展，都有很大的幫助。

血清鹼性磷酸酵素檢查（ALP）

☆三～十KA單位，或是六六～二二一RG單位為正常。可鑑別出現黃疸的疾病☆

●正常值・異常值

調查血液中所含鹼性磷酸酵素的量。這也是利用自動分析裝置就可輕易得知檢查值。在三～十KA單位或是六六～二二一RG單位的範圍以內皆表正常。

這個檢查方法有很多，單位各有不同，所以不只是數字，也請注意所用的單位。

●疑患的疾病

若出現黃疸時，欲查明原因時，最有效的檢查方法。因膽結石、膽管炎、膽管癌、胰臟癌等、膽道阻塞引起膽汁瘀滯的疾病時，會有黃疸現象產生，ALP的值也會上升。

肝炎、肝硬化等、因肝臟障礙引起的黃疸，ALP的值很少上升。肝細胞癌時，會有中程度的上升。

這時，再根據GOT與GPT的值加以比較檢討，則可清楚地鑑別病情。

●為什麼要做這項檢查

ALP酵素除肝臟之外，在小腸、腎臟、骨骼中含量也很多。肝臟的ALP酵素在膽汁中被排出，若因某種原因，流通管道發生阻塞，膽汁無法排出時，其中所含的ALP酵素會逆流至血液中，並增加數量。同時也會促進肝細胞中ALP酵素的生成，其數值會增加很多。

肝細胞遭到傷害時，肝細胞中的ALP酵素會流到血液中而上升，但因沒有發生膽汁逆流，不會增加很多。

骨骼方面的疾病時，骨骼中所含的ALP酵素也會在血液中增加。根據其它的檢查結果，仍可與肝臟病有所區別。

乳酸脫水素酵素（血清LHD）
☆五十～四〇〇單位表示正常。急性肝炎的初期會變高、轉移性肝炎會特別高☆

●正常值・異常值

將取得的血液利用自動分析裝置所做的檢查。五十～四〇〇單位表示正常。肝臟病時會增加。

●疑患的疾病

特別是急性肝炎初期時，這種酵素會增加，但並不像GOT與GPT有顯著的增加。癌症時有增加的現象，所以用來診斷肺癌、胰臟癌、大腸癌等疾病。肝細胞癌時也會上升，但是由其他器官蔓延至肝臟的癌症，也就是轉移性肝炎的情形，其數值特別高，可利用這個原理來做診斷。

此外，心肌梗塞、肺塞栓症、白血症、惡性貧血、進行式軟骨症、腎不全、膠原病、胰臟炎時，其數值也很高。

●為什麼要做這項檢查

乳酸脫水素酵素（LDH）是一種在糖分分解過程中，幫助乳酸變成丙酮酸（pyruvic酸）或幫助其逆向變化的酵素。幾乎全部的細胞內都含有此種酵素。尤其是肝臟、心臟、骨骼細胞與紅血球。癌細胞中含量特豐也是其一大特徵。

因此，當罹患這些疾病時，血液中就會充滿這種酵素。肝臟病當中，急性肝炎初期或轉移性肝癌會上升，但是慢性肝炎或肝硬化卻無明顯變化。

血中γ—GTP檢查（丙麩氨醯胜腖轉移酵素）

☆六十單位以下表示正常。對發現酒精引起的肝障礙非常有效☆

●正常值・異常值

這項檢查也是調查血液中酵素的數量。使用自動分析裝置，便可得到數值。六十單位以下表示正常。

●疑患的疾病

酒精性肝障礙、膽汁瘀滯性黃疸（膽結石或膽道癌、胰臟癌，使膽道阻塞引起的黃疸）、或是肝細胞癌等情形時，數值會變高。此外、肝硬化、肝炎、胰臟炎也會引起上升。

●爲什麼要做這項檢查

γ—GTP酵素除肝臟之外，也存在於腎臟與脾臟，當肝臟或膽道系統發生疾病時，會在血液中增加。

與酒精關聯性强，有飲酒習慣的人當中，約有一半的人γ—GTP會增加。而酒精性肝障礙的病人，百分之百其數值都高出甚多。因此，在酒精性肝障礙的診斷，與觀察治療經過方面，是不可或缺的檢查。但如果數值超出正常範圍，並不一定是肝障礙，必須再做其他檢查方可確定。

此外，有些人酒喝得不多，但是γ—GTP的值很高，而有些人每天一定喝五回以上，但是數值卻很正常。其中原因目前尚未查明。

但是，有些人雖然沒有肝障礙，但本身γ—GTP天生就比較高，一喝酒隔天的數值一定會上升，而且即使戒酒一週以上，仍無法降回原來的正常值。

做這項檢查時，可立刻得知病患有沒有喝酒。所以因肝臟病而禁酒的病患是否嚴格遵守勸戒，只要一做這項檢查，就可立刻得知。

因酒精造成γ—GTP升高的人，即使目前沒有肝障礙，將來發生酒精性肝障礙的可能性相當高。

此外，安眠藥或鎮定劑、或是其他的治療藥物，也都會影響γ—GTP數值的變化。

血清蛋白總數(TP)

☆六·五～八·二g／dl為正常值。若低於6g可能是肝障礙☆

●正常值·異常值

測量血清中蛋白質總數的檢查。取血液置於自動分析裝置中，所做的簡易調查。正常值爲六·五～八·二g／dl，六g以下表示異常。

●疑患的疾病

可能是罹患肝障礙、營養障礙、腎變病（Nephrose）、多發性骨髓腫，脫水症等疾病。

●爲什麼要做這項檢查

血液的成分是由紅血球、白血球、血小板等構成血漿，再溶於血清中所組成的。將血液倒入試管中，放置一段時間後會產生沈澱。紅色的部分是血漿，上層黃色透明狀的液體就是血清。

血清的大部分是水，水分除去後，則剩下許多蛋白質（大部分是清蛋白albumin與球蛋白Globulin）。清蛋白是由肝臟製造，所以如果因肝臟疾病引起肝功能減弱時，血液中的清蛋白也會跟著減少。球蛋白可分為α1（alpha 1）、α2（alpha 2）、β（beta）、γ（gamma）四種。

除γ球蛋白之外，其餘皆由肝臟製造，所以肝臟有病時，球蛋白的數量會減少。因此，測定這些蛋白質，就可判斷肝障礙的程度。

清蛋白與球蛋白除了肝臟病之外，癌症、下痢、營養失調、腎變病時也會減少。

但是，由骨髓或淋巴節製造的γ球蛋白，只有在肝臟病時會增加。因此這種γ球蛋白又稱為免疫球蛋白，在疾病的治療與預防方面擔任重要的免疫工作。

肝臟病時會減少的清蛋白，與肝臟病時會增加的球蛋白，包括γ球蛋白，利用此兩者的比值（稱為「A／G比」），就能了解肝臟病。若比正常值小，表示有肝臟病。根據數值大小，可診斷病情的輕重。

急性肝炎時，A／G的比值不會降低，即使下降也只是暫時的。但如果一直不斷地降低，可能是轉變成慢性肝炎。肝硬化時，A／G的比值也很小，如果比值非常地小時，往往已到了後果不堪設想的地步。

如此一來，血清蛋白與A／G的比值，在了解肝臟病的病情變化時，是不可或缺的檢查項目。以前一直被廣泛利用。但是最近已能輕易地將四種血清蛋白劃分，A／G的比值已較少利用。

血清蛋白分劃

☆急性肝炎時α2與β會增加，肝硬化時γ增加清蛋白減少☆

●**正常值・異常值**

主要是分別測定血清中所含的各種蛋白質。如前所述，蛋白質中有一半以上是清蛋白，其餘的大部分是球蛋白。球蛋白中又分爲α1、α2、β、γ四種。

近年來，由於電氣游動法的檢查方式開發完成，已能迅速地將各種球蛋白劃分出來。依據其數值的比例，可鑑別肝臟病的種類，也能對病情的發展做有效的判斷。

其個別的正常值如下：

清蛋白　六十～七十一%
α1球蛋白　二・八～四・一%
α2球蛋白　五・七～九・九%
β球蛋白　六・一～一〇・七%
γ球蛋白　九・〇～一八・三%

●疑患的疾病

急性肝炎時α球蛋白，次急性時β球蛋白，慢性肝炎時主要是γ球蛋白會增加。肝硬化時清蛋白會減少，而γ球蛋白會顯著增加。

●爲什麼要做這項檢查

球蛋白當中，在肝臟合成的有α1、α2、β三種，當肝臟有病時，數量也會跟著減少。但是，由骨髓或淋巴節製造的γ球蛋白，如同其另一稱號免疫球蛋白，負責免疫的工作，保護身體免受細菌、病毒的傷害，當細菌或病毒引起傳染病或肝臟病時會增多，故可依此判斷疾病的種類。

血清膠質反應（TTT、ZTT）

☆TTT〇～五單位，ZTT四～一二單位為正常值。數值增高時表示肝障礙正在進行中。

血清中加入重金屬時，會有混濁沈澱現象發生。根據沈澱現象，可推定血清中清蛋白與γ球蛋白的數量。這項檢查若使用自動分析裝置，數據的取得將更簡單。

●正常值・異常值

檢查方法有兩種，TTT（麝香草酚混濁試驗）的正常值爲〇～五單位；ZTT（硫酸鋅混濁試驗）的正常值爲四～一二單位。

●疑患的疾病

肝臟病、尤其是肝硬化時，數值會特別高。故能判斷肝臟障礙的程度。

●為什麼要做這項檢查

血清中有各種物質以粒子的形態混雜其間，血清中的蛋白質（特別是清蛋白），負責保護這些物質。這項工作又稱為膠質保護作用。

血清中加入重金屬後，失去膠質保護作用的粒子遭到破壞，故而血清開始混濁，沈澱物也增多。

而血清蛋白中的γ球蛋白反而具有破壞粒子的性質，所以血清中加入重金屬時，如果清蛋白多的話，粒子比較不易受破壞，混濁沈澱較少。但是當γ球蛋白多時，粒子受破壞而混濁沈澱物會較多。利用這個性質，這種混濁試驗也和A／G比一樣，可用來判定清蛋白與γ球蛋白的比例。

在前面的血清蛋白項目中（參考八十八頁）曾說明過，肝臟病時清蛋白會減少，而γ球蛋白會增多。調查這兩種蛋白，而用來鑑別肝臟病、尤其是肝硬化，也可判定肝礙障的程度。肝炎時的試驗值會突然增高，如果這個數值一直增高，可能是轉變成慢性肝炎。肝硬化時的數值也會顯著增高，如果高出太多，則情況可能不妙。

此外，關節風濕症（rhrumatoid）、關節炎、全身性紅斑狼瘡（Erythemat odes）、糖尿病時，試驗值也會很高，所以如有這些病時，必須與其他的檢查法合併使用。

前凝血酵素（prothrombin）時間

☆正常值為一二～一四秒。超過一五秒可能有肝障礙☆

●正常值・異常值

在取得的血液中加入試劑，測定血漿凝固所需的時間。正常值爲一二～一四秒。超過一五秒時，表示異常。對於劇症肝炎的診斷格外有效。

●疑患的疾病

血液的凝固機構發生異常時（如出血不止），表示製造血液凝固因子肝臟也發生障礙。

●爲什麼要做這項檢查

受傷流血時，血液會凝固進而止血，這是非常重要的。

血液凝固所需的時間與許多因子（血液凝固因子）有重大的相聯。這些因子大部分由肝臟製造。因此，如果肝臟因某種原因產生異常時，血液凝固因子的生產就會減少，血液凝固的時間也會增長。利用這項原理，只要測量血液凝固所需的時間，就可以判斷肝臟障礙的程度。

前凝血酵素（prothrombin）是血液中凝固因子的一種，與凝血激酶（Thro mboplastin）發生作用後會變成凝血素（Thrombin），而且由於這項作用，會使纖維蛋白原（Fibrinogen）變成纖維蛋白（Fibrin），並使血液凝固。這項檢查就是利用這個道理，在取得的血液中加入凝血激酶，測量血液凝固所需的時間。

欲了解肝障礙的程度時，這是許多重要檢查的項目之一。特別是發生肝障礙時，可以迅速地反應，故對於意識狀態與病情快速變化的劇症肝炎，在診療上助益很大。

血液中HPT的測定

☆正常值為七〇～一三〇％，能快速顯示肝臟的障礙程度☆

●正常值．異常值

在血漿中加入試劑，測定血液凝固的程度。正常值是七〇～一三〇％。

●疑患的疾病

在下列情況下表示血液中的凝固因子正在減少，可用來判斷肝硬化的程度，或是急性肝炎（特別是劇症肝炎）的障礙程度。

●為什麼要做這項檢查

HPT和前凝血酵素一樣，也是血液中的一種凝固因子，在肝臟中製成。當某些原因致使肝功能減低時，HPT的製造也會發生困難，同時也會導致血液的凝固情形惡化。因此，使用試劑測定血液凝固的情形及HPT的產量，就可查明肝臟的狀況。

這項檢查可以迅速測定肝功能的狀況，同時也能判斷肝硬化時肝機能障礙的程度，或是急性肝炎，尤其是劇症肝炎時肝障礙的情形。劇症肝炎時，數值會急速降低，故可知此時的肝功能也同時減低。

血清中膽固醇（cholesterol）含量

☆正常值為一五〇～二五〇mg／dℓ。肝炎時降低、膽汁瘀滯性黃疸時則增高☆

●正常值・異常值

膽固醇絕大多數由肝臟製造，所以測量血清中膽固醇的含量，即可推測肝臟功能的好壞。將取得的血液，置於自動分析裝置，就可輕易得之測驗結果。正常值是一五〇～二五〇mg／dℓ。

●疑患的疾病

急性肝炎，尤其是劇症肝炎、或者是肝硬化時，在肝功能減弱時，血中膽固醇的值也會降低。但是，當膽結石或其他原因引起膽道阻塞時，則數值會增高。

●為什麼要做這項檢查

在動脈硬化等許多成人病中，血中膽固醇的數值可用來當評定的標準之一，同時在肝臟病的判斷上，也擔任重要的任務。一提到膽固醇，總是離不開飲食問題，但是，由飲食攝取的膽固醇並沒有直接貯存於體內，大約有百分之九十的膽固醇是由肝臟製造的。因此，當肝臟病導致肝功能減弱時，膽固醇的生成也會減少，故血中膽固醇的數值也跟著減低。

相對於此，當膽道閉塞導致膽汁瘀滯時，血中膽固醇的值會增高。這是由於本來應該在肝臟處理下與膽汁一起排出的多餘膽固醇，失去了排泄的管道，於是充滿於血液之中。因此，如果查驗血中膽固醇的數量時，當有黃疸產生時，就可用來鑑別原因究竟是肝細胞受到傷害，或是膽道閉塞產生的瘀滯性黃疸。

血清鐵、血清銅、血清亞鉛

☆排除色素性肝硬化與威爾遜氏症等疾病可能性時使用☆

測量血液中鐵、銅、亞鉛等金屬含量。鐵的新陳代謝發生異常，引起體內鐵含量過高時，會發生「色素性肝硬化」（hemochromatosis）。如果銅的新陳代謝發生異常，引起體內含銅量過高時，則會產生「威爾遜氏症」（肝豆狀核變性症）。這項檢查可以診斷是否有這類疾病，如果沒有，則可將這類疾病的可能性排除。濾過性病毒引起的肝炎不必做這項檢查。

HB檢查（B型肝炎濾過性病毒的抗原與抗體的檢查）

☆測定是陽性＋或是陰性－。B型肝炎濾過性病原的感染情形，用來判斷感染程度及往後的治療方法。

●正常值・異常值

利用放射性同位素（isotope）的放射性RIA分析法，或是抗原抗體反應分析法（PHA法或RPHA法），測定血液中B型肝炎濾過性病毒的抗原（HB抗原）與抗體（HB抗體），判斷其爲陽性或陰性。

●疑患的疾病

HB抗原並不是濾過性病毒，但是如果查驗出有HB抗原時，表示已感染B型肝炎濾過性病毒。如果發現有抗體，則表示已產生對抗抗原的免疫功能。

●爲什麼要做這項檢查

HB抗原中可分爲HBs抗原、HBc抗原與HBe抗原三種。分別有各種不同的抗體來對抗它們。在第四章中已經詳細解說過，這裡再依不同的抗原，概略作一說明。

HBs抗原

HBs抗原是覆蓋B型肝炎病毒蕊部分（core）的外殼部分（surface）。若此部分呈陽性反應，表示已感染B型肝炎的濾過性病毒。但是，即使已感染B

型肝炎濾過性病毒，其百分之九十的人沒有肝障礙的情形，這種人稱爲無症候性帶原者。剩下百分之十的人會有肝障礙，產生慢性肝炎、肝硬化、肝細胞癌等疾病。有HBs抗原的人（帶原者），日本人當中約占百分之二～三。

HBs抗體

如果對抗HBs抗原的抗體呈陽性反應，表示以前曾經感染B型肝炎濾過性病毒。也有些人是曾經有急性肝炎，但在不自知的情形下，產生對抗HBs的抗體。

如果HBs抗體呈陽性反應，以後便不會再感染B型肝炎的濾過性病毒。日本人當中，大約有百分之三十的人HBs抗原呈陽性反應。

HBc抗原

HBc抗原相當於B型肝炎濾過性病毒的中央部分。由於外側由外殼（HBs抗原）覆蓋著，所以普通的檢查無法驗出，大部分不做檢查。

HBc抗體（IgM型HBc抗體）

對抗HBc抗原的抗體。血清中的HBc抗體的量不多，無法正確地測定。

所以以前不常做這種檢查，但是，檢查方法日新月異，目前已能查驗血清中各種免疫球蛋白中的抗體。其中，免疫球蛋白M（IgM）中的HBc抗體會顯示明顯的變動，所以已被利用於診斷。

IgM的HBc抗體在剛患急性肝炎時，或是帶原者開始發病前後，指數會急速上升，不久之後會減少。因此，根據這項數值的測定，對肝炎進行的狀況加以判斷，是此項檢查的目的。IgM型HBe抗體如果升高，表示肝炎剛開始不久。如果數值變低，表示已越過麻煩的關卡。

HBe抗原

在B型肝炎濾過性病毒的中央部分，一種具抗原性質的蛋白質。這種物質會跑到血液中，所以，也能透過檢查測定。由於能直接反應B型肝炎濾過性病毒的數量，所以，當HBe抗原呈陽性反應時，表示B型肝炎的濾過性病毒正大量繁殖中。感染力非常強，由HBe抗原陽性的孕婦所生下的嬰兒中，幾乎百分之百遭到感染，變成帶原者。

HBe抗原陽性者僅見於HBs陽性者當中，約占其全部的百分之十。根據調查，陽性的人在不久的將來，肝炎發病的可能性非常高。而且罹患肝炎時，如果是HBe抗原陽性的話，也會一直持續炎症狀態。

HBe抗體

如果對抗HBe抗原的抗體呈陽性反應的話，表示HBe抗原變成陰性，B型肝炎的濾過性病毒已逐漸減少。

在HBe抗體呈陽性反應的人中，有人HBs抗原呈陰性，也有人呈陽性。HBs抗原呈陰性時，表示以前曾經感染B型肝炎濾過性病毒，而且以後絕不會再度感染B型肝炎濾過性病毒，也不會再引起肝炎。

HBe抗體陽性，HBs抗原也呈陽性時，表示已開始有對抗HBe抗原的抗原抗體反應，開始產生免疫功能，但是對抗HBs抗原的抗原抗體反應尚未開始，也沒有免疫功能。但是，當HBe抗體一呈現陽性時，即使HBs抗原呈陽性反應，其感染力仍相當低。這種孕婦生下的嬰兒，幾乎都不會被感染。

慢性肝炎時，如果HBe抗體呈陽性反應的話，表示肝炎已完全平息。更進一步說，如果HBs抗原呈陰性反應時，可當成肝炎已經治癒。

抗原・抗體（virus maker）檢查表

maker	判　　定	陽性時代表什麼意義
ＨＢｓ抗原	0.9 以下陰性 5 以上陽性	已感染Ｂ型肝炎濾過性病毒
ＨＢｓ抗體	0.9 以下陰性 2 以上陽性	曾經感染過Ｂ型肝炎濾過性病毒，已有完全的免疫力，不必擔心再被傳染。
ＨＢｃ抗體	29.9以下陰性 70以上陽性	抗體值低的時候表示已經遭到感染，抗體值高的時候表示正值感染狀態。
ｌgM型 ＨＢｃ抗體	0.9 以下陰性 8 以上陽性	抗體值高表示Ｂ型急性肝炎，抗體值低表示急性肝炎或之後，或者是慢性肝炎惡化期或之後。
ＨＢｅ抗原	0.9 以下陰性 2 以上陽性	血液中濾過性病毒多、傳染力强，肝炎時表示炎症正在持續，濾過性病毒也正繼續增加。
ＨＢｅ抗體	29.9以下陰性 70以上陽性	血液中的濾過性病毒少，傳染力低。肝炎正逐漸平息。
ＤＮＡ酵素	0～80 陰性 超過表示陽性	表示血液中濾過性病毒的含量，可用來判斷抗濾過性病毒的效果。
ＨＢ濾過性 病毒ＤＮＡ		顯示血液中濾過性病毒的含量。可用來判斷抗濾過性病毒的效果。

與B型肝炎濾過性病毒相關的DNA酵素以及B型肝炎濾過性病毒DNA

在B型肝炎濾過性病毒中央部分內，有HBc抗原、HBe抗原，另外還有濾過性病毒的遺傳因子DNA（deoxyribonclеic acid）、以及製造DNA的DNA酵素等。這些物質全都能溶於血液中。

測定這些值，便能知曉B型肝炎濾過性病毒的數量、也能做爲測定濾過性病毒增殖程度或各種藥劑對抗濾過性病毒功效的標準。

α型胎性蛋白（AFP）

☆一○mg／dℓ以下表正常。在肝細胞癌的發現上特具功效☆

●正常值．異常值

這項檢查是測定血液中特殊的蛋白質。對於肝細胞癌的發現，可發揮驚人的威力。使用放射性同位素，利用放射性RIA分析法驗血，加以測定。正常值在一〇mg／dℓ以下，如果做了幾次都一直是五〇〇〇～一萬的數值居高不下，可能是肝細胞癌。

●疑患的疾病

當這麼高的數值出現時，在肝細胞癌的患者中約有百分之六十，另外百分之三十的人不會高於某種程度，其餘的百分之十則沒有變化。

急性肝炎（特別是劇症肝炎）或肝硬化惡化的話，也會上升。但僅是暫時性的，所以如果重複檢查時，能與肝細胞癌區別。此外，轉移性肝癌時，也有少部分的人數值會增高。

●爲什麼要做這項檢查

所謂AFP，是指一種存在於胎兒血液中的蛋白質，出生後會逐漸消失，但是成人後只殘留一點點的物質。

而肝細胞癌剛開始時，癌細胞會製造並釋出這種特殊的蛋白質，所以會開始在血液中增加。所謂癌細胞，就某種意義而言，是一種「隔代遺傳」的現象。其增殖方式和胎兒細胞一樣，所以也會產生AFP物質。在肝細胞癌的患者中，約有百分之九十的人ＡＦＰ有增加的現象。所以這項檢查在肝細胞癌的早期發現上非常有效。

肝細胞癌在日本有逐漸增多的趨勢，所以這項檢查的重要性，在日後預計有逐年增高。

肝臟病的診斷與其他檢查

超音波診斷

●檢查方法

將人類肉耳無法聽到的以高頻率發出的音波（超音波）向體內傳送，收集反射回來的音波（回聲）並反映於Brown管上，以發現病變的方法。當體內有異常時（腫瘍或結石、脂肪或液體積存等），會將其在畫面上映出。

不須入院、又很簡便、同時毫無任何痛苦和危險性、費用也很便宜，而且可反覆檢查，所以是目前最普遍的檢查法之一。

●能發現的疾病與異常

從以前就一直用來發現膽結石，但是，最近也被廣泛使用於肝臟病的診斷。除了能發現肝臟的癌症或肝膿瘍、以及胰臟或總膽管的癌症之外，肝臟的腫大或萎縮、門脈的情形、有無腹水等都能清楚得知、也能判斷病變的位置與受傷的程度。不只是肝臟或膽道系統的疾病，對於心臟、胰臟、脾臟、腎臟、泌尿系統、婦科疾病的發現與診斷也很有助益。

電腦斷層掃描（computer tomography scan）；（CT掃描）

●檢查方法

利用電腦控制的連續拍攝裝，以X光線拍攝肝臟的斷層照片。將肝臟每一～二cm的厚度內拍下六～一〇張的照片，而且是以旋轉的方式拍攝，所以肝臟內部的狀態也都能清楚得知。

超音波診斷時，如果遇到骨頭時，則內部就無法映出。但是電腦斷層掃描的話，無論是骨頭或任何東西都能清楚地拍攝下來。

●能發現的疾病與異常

肝臟的癌症、肝膿疱、膽管的擴張等狀態，除了能看到肝臟局部變化之外，也能發現肝硬化或脂肪肝等肝臟整體性的異常現象。所以，能提供肝細胞癌、肝膿疱、脂肪肝等各種發現或診斷的有力情報。

此外，膽結石、膽囊癌、胰炎、胰臟癌等各種引起膽汁瘀滯性黃疸的肝臟周圍器官的疾病，或是腦部、腎臟、泌尿系統、女性性器官等各種身體內部產生的疾病，在發現或是診斷方面都廣泛應用這項檢查。

肝閃爍掃描圖（scintigram）

●檢查方法

將特別容易被肝臟吸收的放射性物質（放射性同位元素＝isotope）注射入

靜脈內，在肝臟吸收集中放射性物質的部位，利用感受放射能的儀器（scintillation scan），將其映照出來的方法。

除了能了解肝臟的形狀與大小之外，如果有某一部分發生病變，閃爍圖上就會遺漏這一部分，對於疾病的發現或肝功能的診斷非常有幫助。

除了打針之外，幾乎沒有其他任何疼痛，甚至能在診察床上睡一覺，是一項簡單的檢查。

●能發現的疾病和異常

由肝臟的大小與形狀來區別慢性肝炎與肝硬化，也可了解病情的發展。慢性肝炎時，肝臟會發腫變大，肝硬化時反而會萎縮變小，但是脾臟會變大。

此外，癌症以外的，會長出袋狀物的肝膿疱、發膿的肝膿瘍等，在肝臟發生時，這一部分因放射物質無法進入，顯現出來的閃爍圖在這部分會有漏洞（陰影欠損）、對於發現疾病很有幫助。

腹腔鏡檢查

●檢查的方法

在腹部內揷入內視鏡（腹腔鏡）、直接觀察肝臟或膽囊、脾臟等器官，一面拍下照片的檢查方法。觀察表面的形狀與顏色，可以了解有無癌症或腫瘍、血管是否擴張、以及癒合情形。根據檢查可做更正確的診斷。通常，利用腹腔鏡做搜尋，一邊做肝臟組織切片的「肝生檢」的情形很多。如果做肝生檢的話，診斷的結果就能更加正確。

做這項檢查必須入院。將腹部切開約一公分的小洞，由此灌入空氣使腹部膨脹，再揷入腹腔鏡的細管。所謂腹腔鏡，可說是窺視鏡，在管子前端附有鏡頭，再利用手上的鏡頭觀察已用燈光照亮的內部、並一邊拍攝下照片。另外還有採取組織的裝置，也能輕易的做採取工作。

檢查大約需要一小時左右，結束時將空氣抽出、傷口只須縫一針。因爲切開並放入空氣與腹腔鏡，所以腹部會有疼痛的情形。但是並沒有危險性。而且檢查後一日內，需要絕對的安靜。

●能發現的疾病與異常

觀察肝臟表面的顏色與形狀，就能了解是否有肝炎或肝硬化。除了能發現癌症之外，也能由血管腫脹擴張的情形，推測肝障礙的程度。此外，也能觀察伴隨肝硬化而來的脾臟腫大，對膽囊炎等膽道系統疾病的診斷很有助益。

肝生檢（liver biopsie）

●檢查的方法

採取肝臟的組織，利用顯微鏡觀察組織變化的檢查法。可說是最準確的診斷方法。利用一種叫生檢針（穿刺針）的特殊針頭，由腹部刺入再深入肝臟，採取切片組織。

肝生檢有多種方法，一種是利用腹腔鏡一面觀察肝臟，一面採取組織的腹腔鏡下肝生檢。另一種則是預先利用肝閃爍掃描等儀器確認肝臟的位置與形狀，再就大概的目標去採取組織的盲生檢。

最近，也有利用超音診斷，再一邊進行的方法。

雖然說是採取組織，但是只要一點點，又因肝臟本身再生能力很強，所以應該不會引起傷害。這項檢查比較不會痛，危險性也比較少。但是對身體多少還是有些傷害，有時可能會有出血不止，或是膽汁漏出的情形，所以最少宜住院一天比較安全。

●能發現的疾病或異常

可以更正確地診斷肝臟病，也能確實掌握病情的發展。也能清楚地鑑別急性肝炎或慢性肝炎是否有肝硬化的趨勢，或者有沒有肝脂肪。特別是慢性肝炎時，需根據炎症組織進展的程度做診斷。所以，在確定診斷時，肝生檢是不可或缺的檢查。此外，肝炎或肝硬化的發展程度、或者慢性肝炎是否可能變成肝硬化等情形，都能透過檢查而知道詳情。

所以肝生檢可以使診斷更正確，尤其在今後訂立治療方針時，更是非常重要的檢查法。

肝內血管造影

●檢查的方法

在肝臟的血管內注入造影劑，再利用X光線攝影，調查血管狀態的檢查法。一般最常做的方式是，由大腿上端的動脈（股動脈）插入細長的管子（katheter），一直插到流入肝臟的動脈（腹腔動脈）爲止，由此注入造影劑，再連續拍下照片的方法。

在肝臟的癌症或肝硬化的診斷方面，是不可或缺的重要檢查法。同時最近也應用於肝細胞癌的治療。做這項檢查時必須住院，但是檢查本身只須花費二〇分鐘即可完成。

●能發現的疾病和異常

欲查知肝臟癌症的位置時，這項檢查特別有用。肝細胞癌的血管會有很多造影劑聚集，顏色會特別濃，所以即使是小小的癌症也能發現，而且癌症發生的位

肝臟病的圖片診斷

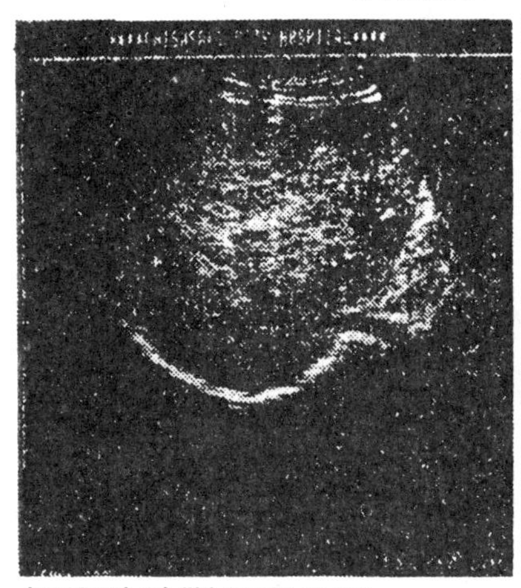

超音波診斷(回聲診斷)
肝硬化患者。

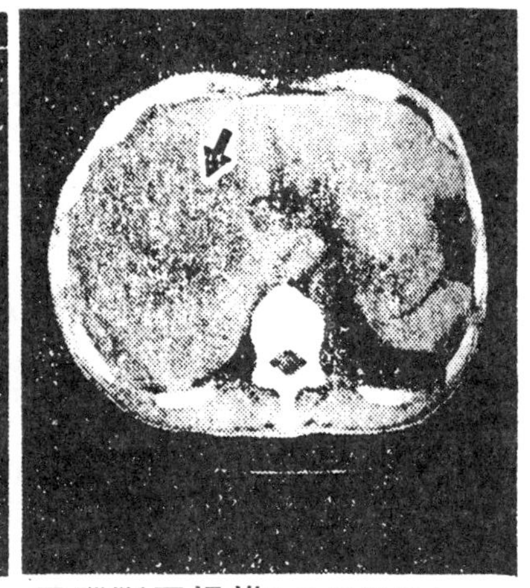

電腦斷層掃描（ＣＴ掃描）
箭頭部分表肝細胞。

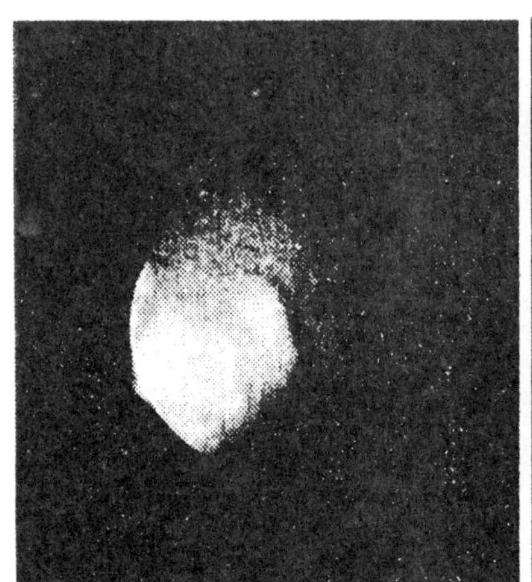

腹腔鏡
檢查瘤狀部分是肝細胞癌。

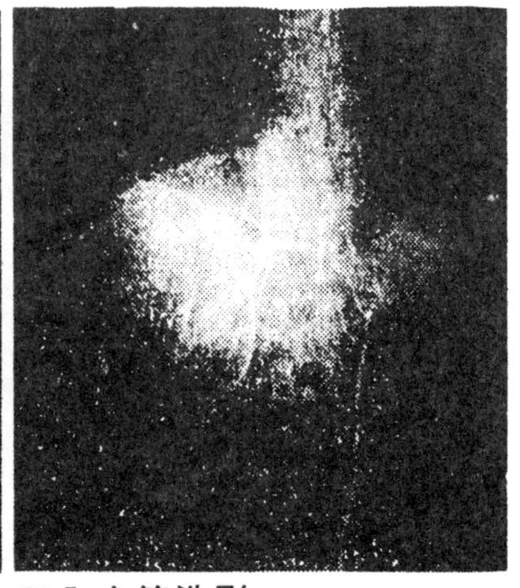

肝內血管造影
血管呈網狀的部分是肝細胞癌。

置和大小也能一目了然。蔓延的地方也會清清楚楚地照出來，對於發現癌症蔓延很有幫助。

肝硬化時肝臟血管的走向會有獨特的混亂方式，所以透過血管造影可以診斷病情的進展狀況。同時這項檢查也能了解是否有癌症併發、並知道什麼地方容易出血。

而且，如果做門脈（將腸子吸收的營養輸送到肝臟的血管）攝影時，能夠清楚地照出因肝硬化引起的門脈腫大、蛇行及分岐現象。

最近，常利用這項檢查法來治療癌症。這種方法是將吸滿藥劑的海綿，透過導管注入體內，用以阻塞通過癌症的血管。如此一來，癌症組織的營養來源便被切斷，無法再繁殖，只好逐漸縮小。雖然無法根除癌症，但是可以阻斷癌症繼續蔓延。

能及早發現肝臟異常的自我診斷法

疲倦、發燒、打冷顫、頭痛、噁心、想吐、出現黃疸時——（急性肝炎、慢性肝炎的惡化期）

●異樣的「倦怠感」是最大的特徵

肝臟病最主要的症狀有全身症狀、消化器官症狀與黃疸三種。急性肝炎時，有讓人懷疑「好像感冒了！」的感冒症狀，還有開始覺得「胃腸有點兒怪怪的！」的胃腸症狀，此兩者是最大的特徵。

不知道爲什麼，老是覺得很疲倦、發燒、身體發冷直打哆嗦，頭痛、頭暈、而且沒有食慾、噁心、嘔吐時——急性肝炎中，很多人都是由這些症狀開始的。感冒或是其他的病，也常有這些症狀產生，所以剛開始很難分辨。

這時，最大的特徵就是「倦怠感」這個症狀。倦怠感雖是所有疾病共通的症狀，但是肝炎時特別嚴重，乃其一大特徵。像「累得全身都不對勁」、「睡得再多還是覺得很累」等情形都是。此外、容易累、懶得動、不知爲什麼老是覺得沒精神等症狀都很常見。

另外一個是胃腸症狀。會發現食不知味、沒有胃口、噁心、嘔吐、腹瀉等各種不舒適的症狀。這些雖然也是許多病會產生的症狀，但是急性肝炎時特別會有食慾不振和噁心的感覺。常常是光看到食物或聞到味道便覺得噁心，而且還會眞的吐出來。

因此，如有以上的症狀，而且已經很久了，當你覺得不是感冒，也不是胃腸病，懷疑「說不定是肝臟病」時盡早看醫生接受診斷是非常重要的。

慢性肝炎的惡化期（變壞、復發）時，也會出現相同的症狀，單就症狀是無法與急性肝炎區分的。

那麼，患了急性肝炎時，爲什麼會出現這些症狀呢？肝臟負責將我們攝取的養分變換成體內所需的形態，將之貯藏，再因應需要送出的工作。而且還必須將體內產生的老舊廢物、體外進入的有害物質，加以分解處理。因此，當肝臟無法進行這些工作時，由於營養不足及不要物質積存體內，身體的各種功能會開始減退、疲勞、易累、沒有精神、頭暈腦脹、食慾不振等各種症狀會開始紛紛出現。此外，發燒而且脊背發冷等症狀也是肝臟發炎時常發生的情形。

肝臟還要負責製造膽汁。膽汁在脂肪的消化吸收上負責重要的任務。罹患肝炎時，膽汁分泌會減少，因此無法完全消化吸收脂肪。未被吸收的脂肪會刺激腸管，引起腹瀉。而且因爲脂肪被直接排出，所以糞便會有油脂且呈稀狀。

●尿液顏色變濃，黃疸的前奏

另一方面，當我們一提及肝臟病時，「黃疸」一詞會立刻在腦中浮現。但是出現黃疸時，大約已經是疑似感冒的症狀出現一週之後了。即使是急性肝炎，沒有黃疸的例子也不少。所以，認爲沒有黃疸所以不是肝臟病時，很有可能太晚發現而招來危險。

黃疸並非急性肝炎的初期症狀，也不是肝炎一定會有的症狀，所以如果以沒有黃疸就不是肝臟病而任意下判斷是很危險的。而且，如果有黃疸、也不一定只限於肝臟病。紅血球的疾病（溶血性黃疸）、膽結石或癌症引起的膽道閉塞（膽汁瘀滯性黃疸）、都會有黃疸現象。但是如果出現黃疸時，肝臟病的可能性相當高（大約百分之九十），所以必須請醫師診療。

事實上，這種黃疸出現前是可以預先得知的。就是尿液的顏色會變濃。尿液變成啤酒或紅茶般的顏色，嚴重時會變成啤酒般的茶褐色。此時，泡沫也會變黃。夏天時，特別是流汗後或是早上起床後的尿液顏色也會變濃。但是健康情形下，泡沫絕不會變色，所以可以單就這一點加以分辨。

黃疸或是尿液變濃時的黃色，就是由膽汁色素構成的。患了肝臟病時，膽汁色素變成膽汁的作業會減慢。因此，膽汁色素會在血液中增加，由於它的顏色，使得皮膚和眼白看起來都變成黃色。血液中增加的膽汁色素由尿液中排泄出去，所以，尿液的黃色會變重。血液中膽汁色素的濃度如果不很高的話，不會出現黃疸。但是在此階段之前，尿液的顏色已開始變濃。所以只能由此發現。

不正常的疲倦感、沒有胃口、噁心想吐、加上發燒、身體打哆嗦等好像感冒的症狀持續幾天後，如果尿液顏色又開始變濃時，這應該是肝臟病。請立即接受醫生的診察。此後兩三天，仍有黃疸現象，但是通常疲倦感和食慾不振等現象已逐漸消失。另外，當黃疸出現時，分泌到十二指腸的膽汁會顯著減少，所以糞便的顏色會變淡，呈灰白色。

所謂的黃疸，是指皮膚變黃的疾病。特別是手掌、眼白等處最爲明顯。如果吃了很多橘子或南瓜時，手掌或皮膚也會跟著變黃，但這是由胡蘿蔔素引起的（橘皮症），與黃疸不同，也不是疾病。柑皮症時，眼白不會變白。所以要判斷是不是黃疸時，在自然光下觀察眼白就可立即分曉。

此外，要看尿液的顏色變化，白色的馬桶最爲理想。最近推出許多時髦色系的馬桶，就健康管理層面而言，實在不值得鼓勵。

此外，除肝臟病之外，也有許多疾病會出現黃疸。紅血球病變時，血紅蛋白會分解變成膽汁色素、充斥於血液中而形成黃疸（溶血性黃疸）。

另外、膽道阻塞的疾病，例如膽結石、膽囊炎、膽管炎、膽管癌、膽囊癌、胰臟癌、胰臟炎等各種疾病，因爲膽汁逆流入血液中，血液裏充滿膽汁色素，因而產生黃疸（膽汁瘀滯性黃疸）。這些病與肝臟病區別時，只要透過血液檢查就能輕易加以區分。

疲倦和噁心的感覺很强、也有黃疸現象
但是症狀卻一直沒有平息——(劇症肝炎)

發燒、疲倦感很强、噁心想吐，無法下嚥等，急性肝炎的初期症狀很突然又很强烈地出現時，恐怕是劇症肝炎。黃疸突然增强。通常黃疸出現時，自覺症狀會平息下來。但是劇症肝炎時，不但沒有平息，反而會更嚴重。

黃疸加重時，會開始有胡言亂語、囈語等精神症狀，手腳啪嗒啪嗒地打顫，說話前後不聯貫。不久，失去意識陷入昏睡，約百分之七十的人就這麼去世，是一種可怕的疾病。

發病起一～二週內必須與死神作激烈的格鬥，所以也叫做電擊性肝炎。其中也有突然產生嚴重的症狀，黃疸尚未出現，僅二～三天內便告死亡的例子。

另外一方面，有些病例剛開始的情形和普通的急性肝炎相同，但是不知何時起，黃疸逐漸增加，不久充滿腹水、也開始有胡言亂語的精神症狀，接下來意識

發生障礙並陷入昏睡，前後約一個月的時間，終告死亡。

另外也有病情一度轉好，卻又再度惡化的情形。這種稱爲次急性肝炎，其特徵是多發生在更年期或是更年期以後的女性。

像這樣，①疲倦或噁心的感覺很強烈、黃疸出現後又一直不退、②黃疸很嚴重又一直惡化、③一度好轉的症狀再度發生，甚至比以前嚴重，終又出現胡言亂語等精神症狀時、可能是劇症肝炎，必須盡快住院。牙齦出血、流鼻血、瘀青等容易出血的傾向，也是劇症肝炎的另一特徵。有些病例甚至有強烈的腹痛。

有全身症狀或特殊的皮膚症狀時——（肝硬化）

手掌的邊緣會變紅的「手掌紅斑」、或是紅色小蜘蛛般的細小血管開始浮現的「蜘蛛狀血管腫」等症狀，再加上肝臟病的一般症狀（例如疲倦、易累、食慾減退、噁心、嘔吐等）時，可能就是肝硬化。

以上這些症狀，其實是進入肝硬化中期時，才開始出現的。肝硬化初期時，由於肝臟是個沈默又頑強的器官，所以還不會有症狀產生。但是到了肝硬化後期時，中期的症狀之外，還會有浮腫、黃疸、腹部積水、女性化乳房、精力減退、經期不順、蛇髮魔女的頭、痔瘡惡化等症狀陸續出現。接下來，開始有發呆、胡言亂語等精神症狀、不久便陷入昏睡、有嚴重的出血傾向、食道出血引起的吐血、內臟出血等，直至死亡。

在此，且將這些肝硬化常見的症狀，做進一步詳細的說明。

●手掌紅斑

手掌周圍鼓起的部分很明顯地變紅。手掌平時就是粉紅色的，但是手掌紅斑不同於此，呈鮮艷的紅色，分界也很清楚。

手掌紅斑常見於肝硬化的病患，特別是病情惡化時特別明顯。但有些肝硬化的人沒有這個症狀，也有些人沒有肝硬化，卻有手掌紅斑。所以，不能因爲有手掌紅斑就認爲一定有肝硬化。但是因爲它是一個重要的徵兆，如果發現了，請立刻接受詳細的檢查。

爲什麼會出現手掌紅斑呢？原因不是很清楚。但是有人認爲可能是因爲肝臟

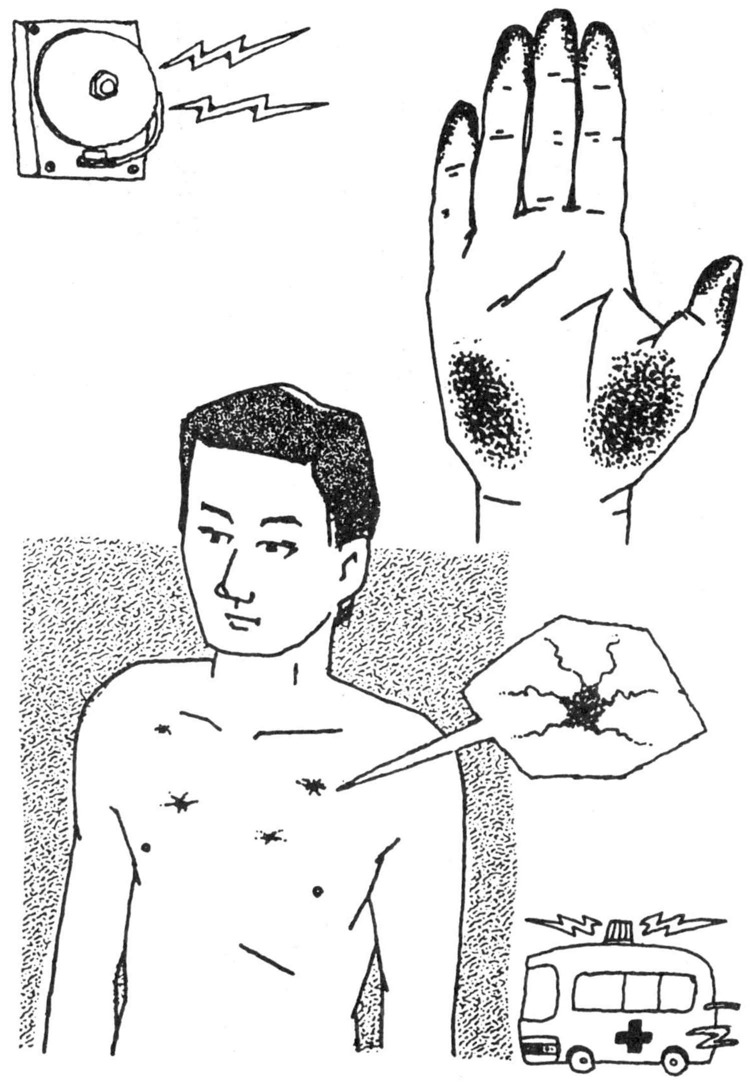

手掌紅斑與蜘蛛狀血管腫

處理荷爾蒙的功能減退所造成的。一種叫做雌激素的女性荷爾蒙（男性也有），因微血管擴張，導致其充滿於血液中，所以手掌變成紅色。並造成接下來要說明的蜘蛛狀血管腫。

●蜘蛛狀血管腫

脖子、肩膀、手臂、胸部上方等上半身出現紅色的小斑點。中央有個微血管的小瘤，並有細小的血管向四面八方延伸，就好像一隻蜘蛛將它的腳伸張開來的樣子，故得此名。用手指輕壓時會消失不見，由此可知不是出血也不是痣。大小由直徑二～三㎜至三㎝的都有。

這個症狀也並不一定是由肝硬化所引起，有時肝臟完全正常也會發生。但是仍不失爲一個得知肝硬化的重要信號。所以做爲醫師的我們，在爲肝臟病患者診察時，總會就這一點詳細觀察。

原因與手掌紅斑相同，被認爲是由女性荷爾蒙所引起的。

●浮腫、腹水、放屁

從前，腹水積存一直是發現肝臟病的重要症狀之一。腹水是肝硬化進行到相當地步時產生的症狀，所以曾經有「如果腹水開始積存的話，僅剩一年的壽命」的說法。所以一定要定期接受健康診查、注意在此之前的異常現象、必須在開始有腹水之前發現疾病。幸虧目前診斷技術有顯著的進步，一直到腹水開始積存才發現肝臟病的例子非常少。加上治療法的進步，很多人即使是肝硬化，也能回復到正常的工作與生活。

肝硬化造成的腹水積存，是因爲肝功能減弱導致蛋白質的生成減少。血液中的蛋白質（特別是清蛋白）減少時，由於滲透壓的關係，血液中的水分會流至組織內，因此造成了腹部積水。像青蛙般的腹部膨脹，不同於肥胖，胸部附近的肌肉會消瘦。

形成腹水之前，組織內流出的水分會造成全身（特別是腿部浮腫。此外，脹滿腹部的氣管造成頻頻放屁。腸內產生的氣體是由口中吸入的空氣、以及食物本身的氣體經腸內細菌分解而來。一般健康的人，大多是由血液在腸內吸收後，隨著呼氣時一起排出。但是當肝硬化時，由腸到肝臟的管道，也就是門脈的血液阻塞了，腸內氣體無法被完全吸收，所以只好一直放屁。

當然有時由於體質與習僻，不能因爲放屁就說有肝硬化，但是如果本身有肝臟病，就必須特別注意。肚子發脹又老是放屁時，接著常常有腹水積存產生，所以放屁可說是預告腹水的症狀。

●女性化乳房、精力減退、月經失常

當肝硬化開始進行時，即使是男性，胸部卻開始膨脹，變成女性般的乳房。這是由於肝臟無法完全地處理女性荷爾蒙，同時還會有鬍子、體毛脫落，精力減退的症狀產生。

相反地，女性則會有停經或經期不正常的情形。所謂荷爾蒙只有在取得平衡下，才能發揮正常的功能，若一失去平衡，身體的運作也會產生異常。

●美都沙之首（腹壁靜脈怒張）

肝硬化後期時的重要症狀之一，是在腹壁浮現血管，形狀宛如許多蛇聚在一起，呈放射狀排列，就好像是「美都沙之首」一樣。美都沙是希臘神話中的一位女妖，人稱蛇髮魔女，因爲血管的形狀宛如美都沙的頭，所以叫這個名字。

這是由於肝硬化進行時，門脈的血流瘀滯，血流因無法回流，只要製造新的通路，這就是在腹壁透過皮膚看到的景氣。接下來要說明的靜脈瘤因爲在身體內部無法看到，這個症狀剛好能用來作爲佐證。

●動脈瘤與出血

肝硬化的人常常會開始有痔瘡，並且惡化、產生出血情形。引起痔瘡的痔靜脈瘤時門脈的上流，肝硬化時造成門脈阻塞，血液也會在痔靜脈產生瘀滯，血管較弱的部分便會膨脹，形成疣般的瘤。這就是痔瘡，排便時常因摩擦而破裂，引起出血。

門脈的上流不只肛門一處，食道、胃、腸、脾臟的靜脈也都通往門脈，所以這些地方也都會有血管的瘤（靜脈瘤）產生。也屢屢會破裂出血。

其中最可怕的應是食道靜脈瘤的出血。這裏由於是食物通過的部分，很容易摩擦破裂，而且出血後不易停止，很難處理。所以常有因發生大出血、大量吐血、排血，導致送命的例子。雖然其他的器官出血時比較容易止血，可是如果老是到處出血，對生命也是一大威脅。

●精神症狀

健忘、老是想不起人名或面孔、認錯人、答非所問、忘記時間與地點、行動異常，在厠所以外的地方大小便，跑到別人床上等恍惚或精神病般的症狀，在肝硬化進行是常常見到。也有人會將兩手平伸，手腕彎曲，學小鳥振翅高飛似地擺動雙臂。當肝臟病造成腦部障礙時，常看到這些重要症狀。

這是因爲肝功能減退，無法分解老舊廢物氨等廢物在血液中增加，造成腦部障礙。此外，營養製造不足，造成腦部營養失調，可能也是原因之一。

當這些狀態繼續進行時，意識會模糊不清，最後失去意識，陷入昏睡。這種症狀稱爲肝性腦症。意識不明的狀態則稱爲肝性昏睡。從前只要到此地步只有等死。但是最近已能利用藥物和飲食由這種狀態回復如常。

但是，最好還是能及早發現，及早預防。

疑患B型肝炎時應做下列的診斷

當B型肝炎的人有機會受診時，總是在身體有異常的倦怠感、覺得好像是感冒又好像不是，或是黃疸等具體症狀出現的時候。最近有些人，因爲健康檢查或捐血等機會，做了血液的檢查，當被告知肝功能異常時，再來接受精密檢查。

疑患肝炎的人應在醫院做那些檢查呢？在此做一概括說明如下。

①做問診

懷疑患了肝炎時，首先須做問診。除了自覺症狀外，平常酒喝得多不多？是否有用藥習慣？最近有沒有接受輸血？是否剛出國旅行？有沒有接受針灸治療？是不是過敏性體質？家人中有沒有肝臟病患？在此之前曾患那些疾病等等，詳細地詢問清楚。單就這個問診，大致可以判斷肝炎的種類是濾過性病毒性肝炎，酒精性肝炎、藥劑性、或是其他的原因引起的肝炎。

②做肝功能檢查

再加上血液檢查，檢討結果之後，大概就可以做確實的診斷。

最近，精確度高的自動分析裝置已經很普遍，所以只要抽一次血，就能將大部分重要的檢查結果自動分析出來。這些以GOT、GPT爲首的肝功能檢查的所有數值列出後，再一一過濾，查明肝炎發生的眞正原因。

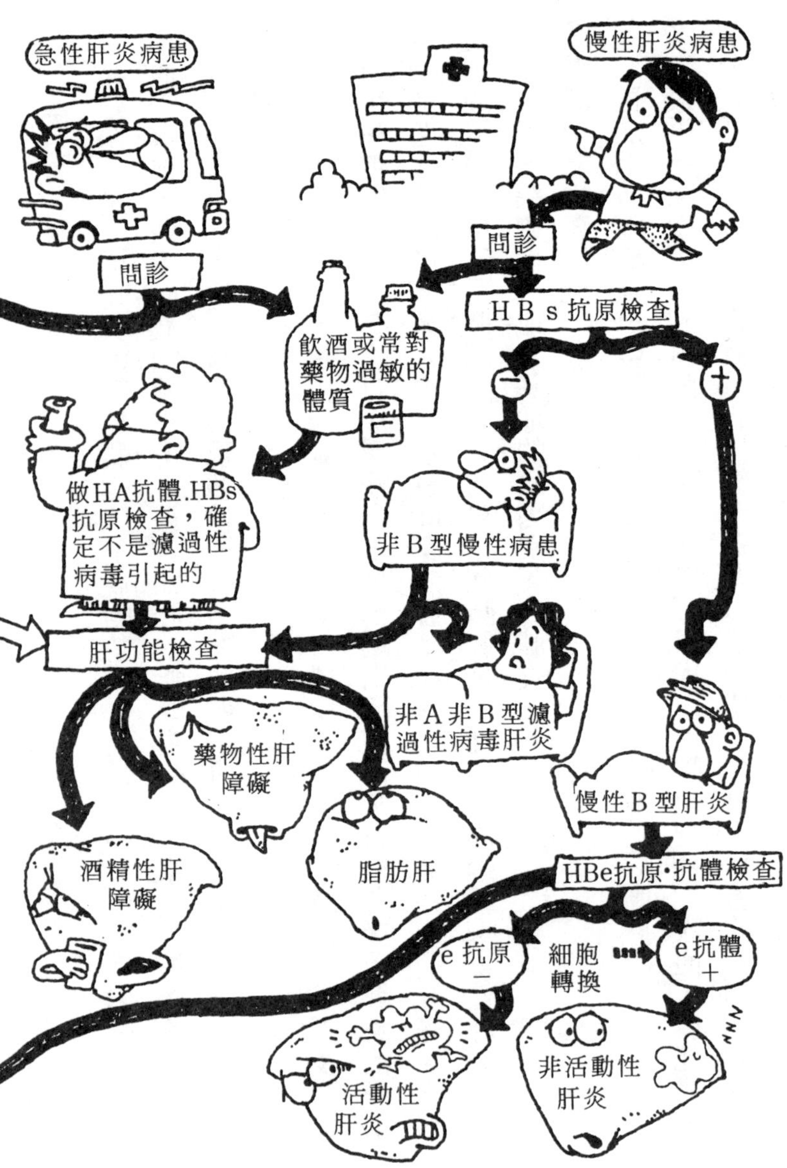
急性肝炎病患
慢性肝炎病患
問診
問診
HBs抗原檢查
飲酒或常對藥物過敏的體質
－
＋
做HA抗體.HBs抗原檢查，確定不是濾過性病毒引起的
非B型慢性病患
肝功能檢查
非A非B型濾過性病毒肝炎
藥物性肝障礙
慢性B型肝炎
脂肪肝
酒精性肝障礙
HBe抗原·抗體檢查
e抗原
－
細胞轉換
e抗體
＋
活動性肝炎
非活動性肝炎

診斷的步驟

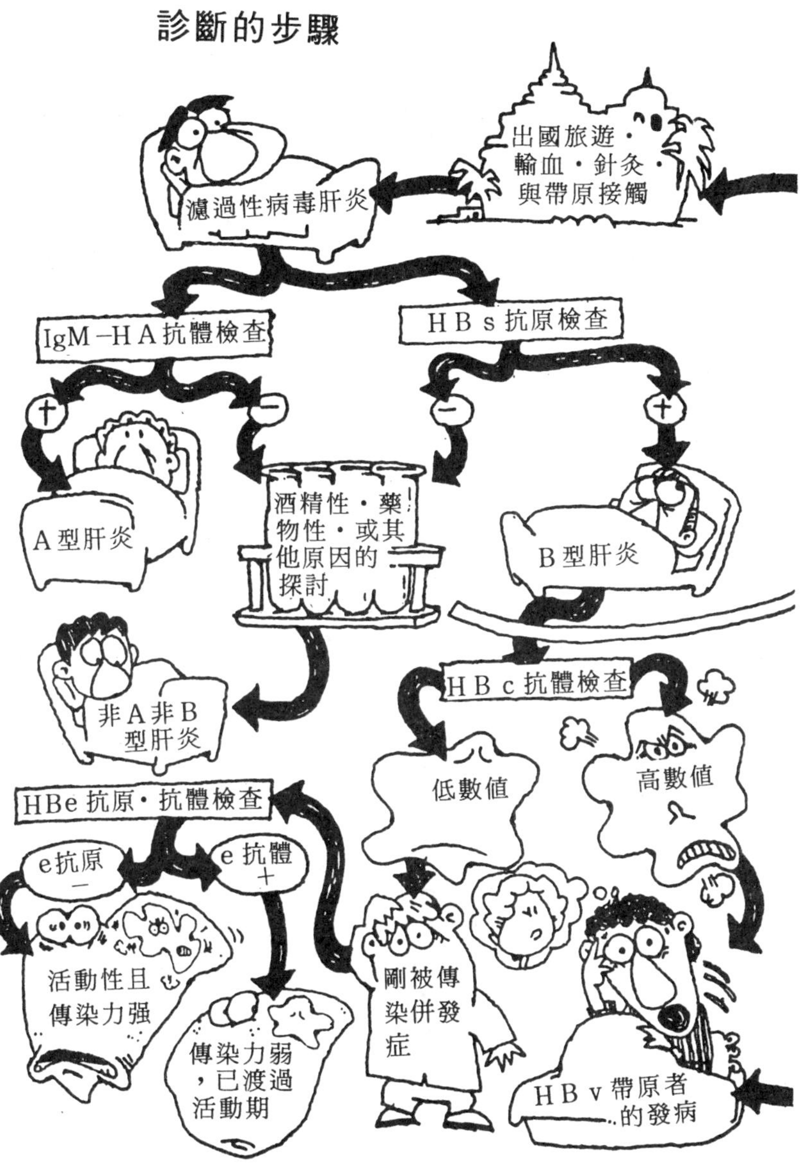
出國旅遊・
輸血・針灸・
與帶原接觸
濾過性病毒肝炎
IgM－HA抗體檢查
HBs抗原檢查
+
－
－
+
A型肝炎
酒精性・藥物性・或其他原因的探討
B型肝炎
非A非B
型肝炎
HBc抗體檢查
低數值
高數值
HBe抗原・抗體檢查
e抗原
－
e抗體
+
活動性且
傳染力强
傳染力弱
，已渡過
活動期
剛被傳
染併發
症
HBv帶原者
的發病

③檢查肝炎究竟是濾過性病毒或是其他原因引起

當懷疑可能是濾過性病毒肝炎時，必須進一步做 IgM型HA抗體（對抗A型肝炎濾過性病毒的抗體）與HBs抗原的檢查。

如果HA抗體呈陽性反應的話，就是A型肝炎。如果是HBs抗原呈陽性反應的話，就是B型肝炎。若兩者皆呈陰性反應時，可能是非A非B型肝炎，但是也要檢討是否為酒精性、藥物性、或者是其他的原因。

造成酒精性障礙的人，不用說，一定是愛好杯中物的人，γ－GTP的數值會顯著上升，所以可以立即著手做診斷。藥劑性肝障礙則由於服用某種藥物後，引起過敏性反應，血液中的白血球會增加，比較GOT、GPT值時，鹼性磷酸酵素明顯增高為其特徵。如果更進一步做過敏性檢查，查出引起過敏的藥物，可做出正確的診療。

④確定是B型肝炎時，必須再做那些檢查？

由上述步驟，因為HBs抗原呈陽性反應，而確定是B型肝炎時，接著要調查HBc抗體值的高低。如果這項數值非常高的話，表示病患本來是帶原者，最近剛剛發病。如果數值低，則表示剛剛感染B型肝炎濾過性病毒，而且剛發病不久。

接下來，須再做HBe抗原與抗體的檢查。HBe抗原呈陽性反應，表示其活動性很强，病情可能會拖很久。HBe抗體呈陽性反應時，如果是剛被傳染的人，表示是免疫性感染，也已渡過活動期。如果是帶原者，則表示已完成細胞轉換，同時病情也已平息。

急性肝炎時，儘早發現病情向劇症肝炎或其他症狀發展是相當重要的。劇症肝炎時，常有許多嚴重的症狀持續，肝功能檢查的成績也會急速地下降。特別是前凝血酵素與HPT等血液的凝固因子會顯著降低，這些都是重要的指標。

在判斷是急性肝炎或是慢性肝炎惡化期時，除了剛剛提及的抗原與抗體檢查外，氨基轉移酶檢查（GOT、GPT）的數值也很有幫助。急性肝炎的情形，GOT、GPT在五〇〇～一〇〇〇單位以上，而且GPT高於GOT。但是慢性肝炎時，通常只會上昇到二〇〇單位左右，而且是GOT高於GPT。

再者，若要確定是否爲慢性肝炎時，必須作肝生檢，也就是利用顯微鏡觀察肝臟組織。

⑤查明肝硬化、肝細胞癌的檢查

在診斷是否有肝硬化現象時，首先必須參考肝功能檢查。血清分劃中清蛋白減少而γ球蛋白增多，同時發現TTT、ZTT等的膠質反應、血液凝固因子等的減弱。貧血傾向、末梢血管擴張等，也是診斷時的參考依據。此外，透過超音波診斷、CT掃描、血管造影等的圖片診斷，以及腹腔鏡、肝生檢的檢查，也能幫助醫生做確實的診斷。

肝細胞癌的診斷時，γ球蛋白的檢查幫助最大。結果若是陽性時，須更進一步做圖片診斷再做斷言。單靠γ球蛋白的檢查是無法百分之百地發現癌症的。如果每年都做兩次超音波等的圖片檢查，就能早期發現癌症。

但是，肝炎回復期與肝硬化進行期時，兩者的γ球蛋白都會呈現陽性反應。所以γ球蛋白「＋」時，並不一定表示有癌發生。必須重新調查病情，以鑑別到底是不是癌症。疑患B型肝炎的人，必須依序做上述的各種檢查。但是如果確定是B型肝炎後，應該要做那些具體的治療呢？且待第四章做詳盡的解說。

第四章

B型肝炎的最新治療法

「B型肝炎＝不治之症」已經是從前的迷信

B型肝炎的濾過性病毒被發現，距離現在大約是二十五年前的事，西元一九六三年，美國的血清學者布朗別克博士，在調查澳洲原住民的血液時，於血清中發現了一種類似濾過性病毒的微小粒子，並將之命名爲澳洲抗原。由於布朗別克博士並非肝臟病的專家，也沒有從事過肝臟病的研究，所以當時並不知道這種微小粒子就是引起肝炎的主因。

將之明朗化的是日本學者大河內一男博士（九州大學教授、當時在東大輸血部）。他發現大多數肝炎患者的血液中都有一種相同的粒子，即澳州抗原，同時美國的布林斯博士也證實，這種微小粒子正是引發肝炎的兇手。

當時，一般認爲濾過性病毒引起的肝炎有兩種，一種是隨糞便排出的濾過性病毒經由口傳入的流行性肝炎。另一種則由輸血或其他過程，經血液傳染的血清肝炎。經過查明後發現，澳洲抗原正是引起血清肝炎的濾過性病毒。從此以後，流行性肝炎就稱爲A型肝炎（HA肝炎），而血清肝炎就稱爲B型肝炎（HB肝炎）。

因爲這項發現，從此B型肝炎的濾過性病毒得以逐漸被人類認識。

首先，人們知道了肝炎眞正的濾過性病毒是一種叫做丹恩粒子的大型粒子，而澳洲抗原僅是它的外殼而已。此後，澳洲抗原便稱爲HBs抗原。

而且，HBs抗原所覆蓋的中心部份稱爲HBc抗原。同時也發現HBc抗原中有一種具抗原性質的蛋白質，以及HBe抗原。

另一方面，A型肝炎的濾過性病毒，也在B型肝炎之後大約十年，即西元一九七四年，被美國的法因斯頓博士發現。

如此一來，引起濾過性病毒肝炎的眞正原因終於揭曉，只要剔除所有被B型肝炎濾過性病毒感染的血液之後，應該就可以預防所有因爲輸血而引起的肝炎。理論上雖然如此，但是實際上輸血後引起的肝炎卻沒有絕跡。這表示除了B型肝炎之外，還有以血液爲傳染媒介的肝炎。它不是A型也不是B型，所以這第三種肝炎就叫做非A非B型肝炎。一般認爲引起非A非B型肝炎的濾過性病毒有二（

三種。最近有一則報導說已發現可能是其中之一的濾過性病毒。我想在不久的將來，所有其他的濾過性病毒都會被發現，所有有關濾過性病毒性肝炎的全貌也會明朗化。

像這樣，隨著有關濾過性病毒性肝炎的研究逐漸進步之後，過去「B型肝炎是不治之症」的說法，只不過是迷信罷了。

隨著B型肝炎濾過性病毒被發現之後，其中的三種抗原以及對抗它們的抗體也跟著被發現，同時由於檢查方法的進步，測定的工作也愈容易了。

這些抗原與抗體可說是濾過性病毒的標記（virus marker），藉由抗原與抗體的測定結果，可以明瞭濾過性病毒的感染狀況，也可用以判斷病情的發展及今後的診療方向。

如同稍後所要詳細解說的，治療法已經有了顯著的進步，所以可以減緩慢性肝炎向肝硬化、肝細胞癌惡化。B型肝炎已經不再是不治之症。而且，由於疫苗已開發成功，預防的方法已經確立。可能將帶原者人數減至最低，B型肝炎可望被完全地撲滅。

另外，非A非B型肝炎如果能發現其濾過性病毒，就可如B型肝炎一樣被消滅。而A型肝炎的濾過性病毒要完全消失或許很難，但是它不會引起劇症肝炎，也不會有慢性化產生。

而且，如果能夠維持清潔的環境，A型肝炎也可以有效預防。

肝炎一向被視爲二十一世紀的國民病，但是考慮到上述情形之後，雖是不治之病，仍可望在不久的將來，完全撲滅。

從前的治療方法除了靜養與營養之外毫無對策

治療肝炎最基本的方法是「靜養與營養」，一直是古今皆然的。

想要擊退濾過性病毒，必須保持體力以提高免疫力，欲使受傷的肝細胞得以復原，唯有靠我們體內原有的自然治癒力。因此，要消除疲勞、多靜養，以求不消耗多餘的體力，同時充分的營養也非常重要。

以上所述，對所有的疾病都適用，尤其是肝臟病時更須如此。肝臟在我們活動時，製造需要的營養，也要處理因活動所產生的老舊廢物。所以說要多靜養，必須儘可能地減少其工作量。同時，橫臥休息可使到肝臟的血流量增多，也能加速肝細胞的修復。

此外，必須充分攝取肝臟活動時所需的營養，以及充作修復材料的養分。最近的肝臟病飲食療法中，基本上即是高蛋白質、適量的卡路里，以及豐富的維他命。

從前有一時說法與現在完全相反，由於蛋白質分解後會產生氨等有毒物質，當時認爲肝臟無法處理這些有毒物質，所以要限制蛋白質的攝取量。結果，反而因此造成肝臟修復的延遲，肝炎回復的時間也加長了。更使得肝硬化時的腹水積存，減短了壽命。但是，自從高蛋白質的飲食療法實施後，加速了肝炎的回復，肝硬化的人也活得更起勁了。

再加上各種檢查法與治療法一一的確立，與當初除了「靜養與營養」之外別無他法的時代相較，肝炎治療的成果卓越是想當然爾的。

目前急性肝炎的治療法

急性肝炎發生時，其眞正原因究竟是濾過性病毒或酒精，或是其他藥物所引起，單由症狀是無法判斷的。事實上也曾經有人將慢性肝炎的增惡期（開始惡化的階段）誤認爲急性肝炎。

但是，如第三章所述，隨著肝功能檢查、抗原、抗體檢查、及其他檢查法的顯著進步，已經能正確地將其鑑別。如果是酒精造成的就戒酒，如果是藥物引起的就改換其他藥，這樣病狀就可以回復。

濾過性病毒造成肝炎時，由於抗原、抗體檢查已很簡便，可判別肝炎究竟是A型或是B型，或者是非A非B型，甚至是慢性肝炎的增惡期，或是其他病變都能發現。

對於濾過性病毒所引起的急性肝炎，從前除了靜養與飲食療法之外，毫無對策。但是，最近開始在食欲恢復之前，利用點滴補充維他命及葡萄糖。食欲恢復之後，積極地勸以高蛋白質、適量的卡路里，豐富維他命的飲食，藉此可以加速回復。

過程可怕的劇症肝炎亦然，由於檢查方法的進步，已很快速查知病情，也有應付的對策。

劇症肝炎時，肝臟整體都受到激烈的傷害，肝臟功能也顯著減低。製造營養的作業停止，造成營養不足，不要的物質的分解作業也告停擺。結果，造成腦部障礙而陷入昏睡，往往就此一命嗚呼。腦部營養不足時比較脆弱，或許較容易受到氨等老舊廢物的傷害。

劇症肝炎的對策方面，預防腦部傷害是一大重點，利用點滴補充糖質、維他命及氨基酸的原因正在於此。

尤其，供給特殊成分的氨基酸，並不單只爲了補充營養，同時也因爲其預防腦部浮腫（腦中水分增加使得壓力增高，腦部因壓迫而受傷）的效果。

爲了消除氨等老舊廢物而使用的人工肝臟，近年來漸漸開發問市了。此外，抽除病患的血液再輸入他人血液的換血方法也被使用。這個方法不僅是抽除老舊

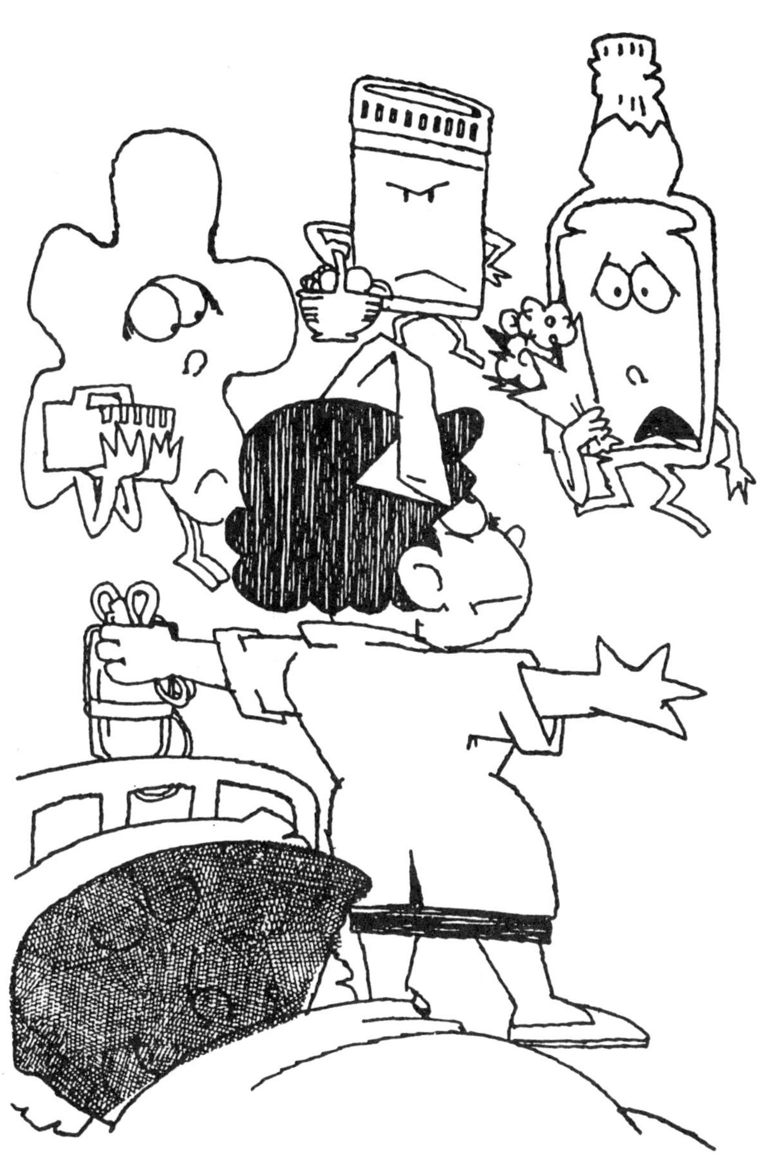

的廢物，也能同時供給養分，對於血液凝固成分等體內必須物質的補給，很有幫助。但是，由於需要大量新鮮的血液，血液的保存上仍有困難，而且也有感染非A非B型肝炎濾過性病毒的危險。

也有給與病人副腎皮質荷爾蒙的方法，但是關於這一點，贊成與反對的爭議頗多。

最近受人矚目的新療法是「高血糖素與胰島素療法」，此兩者都是糖類新陳代謝的必要物質，將之一起以點滴注入體內，可以預防肝細胞繼續壞死，也能促進細胞再生。

劇症肝炎的死亡率非常高，曾有一時只要發作就回天乏術。但是由於治療法的進步，搶救病人的成功率已大大提高。

由於檢查法、治療法的進步治療慢性肝炎已有良策

由於抗原與抗體的檢查日益簡便，已能正確的判斷慢性肝炎病況與預期的發

展。慢性肝炎中最重要的指標是HBe抗原，慢性肝炎病患在此項檢查中多呈陽性反應。HBe抗原呈陽性表示B型肝炎濾過性病毒正快速繁殖，肝炎狀態正在持續當中。

但是，大部分的慢性肝炎在發病後二～三年的時間內，HBe抗原會開始減少並變成陰性，反而是HBe抗體開始增加爲陽性。這種抗原變爲陰性而抗體變爲陽性的移轉現象稱爲「細胞轉換」。如果HBe抗原變成HBe抗體的「細胞轉換」完成的話，表示濾過性病毒不會再繁殖，肝炎已經平息，今後病狀會逐漸好轉。相對的，如果是HBe抗原一直呈陽性，肝炎狀態持續很長的時間的話，引起肝硬化，或是更嚴重病況的例子爲數甚多。

換言之，利用細胞轉換爲指標，可使慢性肝炎的治療目標更明確，也能確實判斷病情是否被穩定控制。同時也可用來判斷藥物的效力，結果加速了肝炎治療藥物的開發，實際上確實有各種藥物正陸續登場。

距今約三十年前，肝臟病的藥物可以說完全沒有，頂多也只是補充肝功能減低後產量不足的糖分與維他命。

如果說這些「糖分與維他命」是第一代的肝臟藥，那麼第二代就可以說是「肝臟用劑與中藥」。這是由動物肝臟中抽出的濃縮精，再加上中藥內促進新陳代謝的成分，兩者合製成的藥。這種藥可以改善GOT、GPT等肝功能檢查的成績，但是仍然不能有顯著的效果。而且最近十多年來，中藥的藥效一直被多方的肯定。針對肝炎有「小柴胡湯」或「十全大補湯」等包含柴胡的藥方，被認爲很有效，故廣泛使用。

接下來相當於第三代的是「抗濾過性病毒劑與免疫調整劑」。最近幾年來有顯著進步的抗濾過性病毒劑之中，最具代表性的當屬干擾素。另外也有其他的藥陸續被開發出來。干擾素曾有一時被期待成爲神奇的特效藥，但是由於有強烈的副作用，仍無法全面使用。而另外一種免疫調整藥，大多用於癌症治療藥或類固醇劑。藥效仍無法達到百分之百，也有副作用等問題，仍不能說是特效藥。但是如果能將這些藥妥善運用，即使是難治的B型肝炎，也能有相當的改善效果。

慢性肝炎目前仍是一種難治的病。但是由於檢查與治療方法的進步，未來可說是相當光明的。

肝細胞癌的治療成績蒸蒸日上

具B型肝炎濾過性病毒的人（帶原者）當中，由慢性肝炎轉為肝硬化的人約有五～六％，即使大膽地估計也不會超出十％。只要一開始肝硬化，就再也無法復元。但是雖然如此，卻也不至於立刻死亡。

從前，肝硬化只要到了腹水積存的狀態，壽命大概僅剩一半。但那是以前尚無對策的時代。目前肝硬化病患的生存率已顯著提高。

在一九六〇年代後期時，生存率大約是百分之四十左右，但是到了一九七〇年代末至八十年代時，已上升至百分之六十～七十。生存率達十年之久的人也達百分之四十左右，而壽終正寢的人也絕不在少數。

腹水可由靜養、控制塩分、利尿劑等方法，做相當的改善。造成肝硬化的惡化主要原因之一是清蛋白不足，因此最近有一種清蛋白製成的輸入液可以補充體內的不足，也有可觀的成績。

此外，有一種具有提高球蛋白生成作用的藥，叫做「第一製藥」，也被開發完成。據報導其對三分之一的肝硬化患者有治療的功效。

肝硬化致死的原因之一是肝性腦症。這種病是因爲營養不足以及氨等老舊廢物造成腦部障礙。爲了預防這種病發生，可以使用藥物來調整會製造有害物質的腸內細菌。同時要給與腦部及神經必須的氨基酸。

肝硬化中還有一種是食道靜脈瘤出血也很可怕。出血時，將一種汽球般的儀器放入食道，使其膨脹以止血。另外，有一種食道靜脈硬化療法是在出血的地方放入藥，使其硬化。而食道切除術則是將靜脈瘤產生的部分切除掉的手術。這兩種方法不只用於出血時，也可以防患未然，在出血前事先處置。對於降低肝硬化死亡率也是一大助力。

肝細胞癌一向被認爲是難治的癌症。近來因爲診斷法的進步，可以在早期發現。加上各種治療法也開發完成，開始有很好的成績。所謂的診斷法就是利用血液檢查可以發現一種叫做α型胎性蛋白的特殊蛋白質，這種蛋白質常可在肝細胞癌的病患身上看到。接下來再做肝閃爍掃描圖、肝內血管造影、超音波診斷、C

T掃描等檢查，如此一來，就算是初期的癌症也可以發現。

如果癌症的部位很小，可做肝切除手術將癌症的部分切除，也有可能會完全痊癒。如果是較大的癌症，可以利用導管通到血管，在輸送血液到癌症部分的血管內注入藥劑，使血管阻塞，這種方法可以抑制癌症繁殖。利用這種方法不能使病情完全痊癒，但是可以達到延長生命的效果。

藥效特佳的B型肝炎治療藥

B型肝炎的藥由維他命等營養劑開始，到保護肝臟改善代謝功能的「肝臟用劑」和「調節免疫藥劑」，其間進步的過程剛才已經敘述過了。接下來再將治療肝炎的藥，從以前開始使用的到目前最近的，全部說明如下。

維他命劑與肝臟用劑

①維持肝臟功能不可或缺的「維他命劑」

肝臟負責貯藏維他命，並且在需要時將之活性化後送出。脂溶性維他命以和蛋白質結合的型態被運至血液中。製造這種蛋白質，使兩者結合，也是肝臟的工作。

因此，當肝病使得功能減低時，首先必須補充維他命。維他命不足時，不止肝臟的功能會減低，全身的狀態也會變壞，會使肝炎惡化並延緩康復。而且，維他命有提高免疫力的功能，對於擊退肝炎的濾過性病毒也會有所助益。

維他命B群可提高肝臟的工作力，維他命A、C、E對提高免疫機能相當重要，而維他命K是改善容易出血的必要物質。所以我們爲病人注射含多量維他命的綜合維他命劑。維他命在維持肝臟或全身功能上負擔不可或缺的任務。所以即使今後發現任何特效藥，維他命仍會被繼續使用。

②提高消化器官的全體功能、回復肝臟功能的「健胃整腸劑、消化酵素劑」

肝炎急性期時食慾會顯著減低。儘管營養必須充分攝取，但是進食不多，膽汁的分泌會減少，消化功能也會降低。

爲了防止這種消化器官全體功能降低，也爲了使肝臟功能回復，我們使用健胃劑及消化酵素劑。如果消化能力降低的話，會影響腸，造成下痢或便秘，所以也使用整腸劑。尤其是急性期時容易便秘，嚴重時會使用輕瀉劑。

而肝硬化時，血液中氨等有毒物質增加，引起腦部傷害。這是由於不好的腸內細菌分解蛋白質，釋出氨等的有害物質，整腸劑也可以同時防止這種問題。特別是使腸內好的細菌增加以對付不好的細菌，為病人注射乳糖或孔酸菌製劑。有時為了殺死不好的細菌也會使用抗生物質。

③提高肝功能、改善胃部症狀的「MMSC（cabagin）」

MMSC是一種治療胃部及十二指腸潰瘍的藥。這是一種將甘藍菜汁中所含的抗潰瘍性成分（也稱為維他命U）抽出製成的藥。因治療胃炎的功效而眾所皆知。

而且，經由實驗得知，其對提高肝臟功能，改善肝障礙也很有助益。也用於急性肝炎或慢性肝炎的治療。在臨床實驗上，食欲不振、胃部不適等自覺症狀的改善或是肝功能檢查中，血清膠質反應（TTT、ZTT）、血清清蛋白、γ－GTP、色素排泄試驗的ICG等的改善也有很好的功效。透過大量注射可以降低GOT、GPT、尤其是GPT的改善最爲顯著。停止注射後也確認會有再度惡化的傾向。

因此，這種藥常用來改善肝炎引起的食欲不振與胃部不適，同時也用來改善肝障礙及肝功能的改善。

改善肝臟製造能量的功能——ATP

ATP是一種可以使用的能量結合成膠囊狀物質，貯藏於細胞之中。我們攝取的養分（碳水化合物、蛋白質、脂肪）在化爲能量使用時，會變成八種酸類燃燒並釋出熱量。而多餘的能量則以隨時可資利用的形態儲存，這就是ATP。

肝臟實際上具有各種功能，維持這些工作的能源，一般認爲ATP負擔重要的任務。當肝細胞受損時，肝臟內的ATP比正常時少。因此造成能源不足，所以我們推測這也是引起肝臟功能減低的重要原因。

這時，這種藥可由外界補充ATP，由動物實驗得知，給與ATP之後，肝細胞中的ATP會增加，肝臟的血流量也增加，可改善肝臟功能，也可促進肝臟的再生能力。實際上當慢性肝炎的病患由靜脈注射給與ATP時，其氨基轉移酶會下降，肝功能也有全面改善的傾向。前文曾說過維他命B群可促進能源的新陳代謝，也可加速ATP的功能，所以ATP製劑與維他命劑有相同的效果，或者也可以說是更具直接效果的療法。

補充肝臟養分、保護肝細胞、提高肝功能的肝臟精淬

從以前開始，我們就有一種「吃腦補腦、吃肝補肝」的治療方法。將動物的器官當成藥物，治療自己生病的相同器官，是一種單純想法所發明的治療方法，但是其中也有許多公認的療效。

肝臟精淬是由動物肝臟中抽出的成分精製而成。使用之後，血清膠質反應（TTT、ZTT）、γ球蛋白、氨基轉移酶（GOT、GPT）、γ—GTP等的檢查成績都會改善。從前，肝臟或其他內臟的食品因爲高蛋白、高維他命、高礦物質、具豐富的營養價値，所以考慮到藉由這些內臟的供給，來改善肝臟的功能。此外，或許還有其他目前尙未明瞭的附加功效也說不定。

⑥活化酵素活動，提高肝臟解毒功能

活化肝臟的酵素，以改善解毒作用。爲慢性肝炎患者注射時，可使氨基轉移酶或ZTT等的檢查成績轉佳。但是有發燒、發疹、搔癢感、消化器官症狀等副作用。

⑦供給肝臟必要的營養，回復肝功能的健康食品——「肝元」

這不是藥品而是健康食品。以天然的動物性蛋白質爲原料所製成，包含均衡的必要氨基酸，更有豐富的維他命B群和C、以及氨基酸中的蛋氨酸。

在肝臟病的治療中，高蛋白質、高維他命的飲食是相當重要的，但是實際上生病時食慾總會不好，大都不能攝取足夠的食物。肝元可以適當地補充不足的營養素，預期可有肝臟精淬般的同等效果。

⑧保護肝臟、改善肝功能的「牛磺酸」（含硫氨基酸）

牛磺酸可提高肝臟膽汁酸的分泌。同時具有促進肝細胞再生的作用，使組織正常化。可增加ATP、保護肝細胞、改善肝炎。

中　藥

①保護肝細胞、提高免疫力最受歡迎的肝炎治療藥「SNMC」

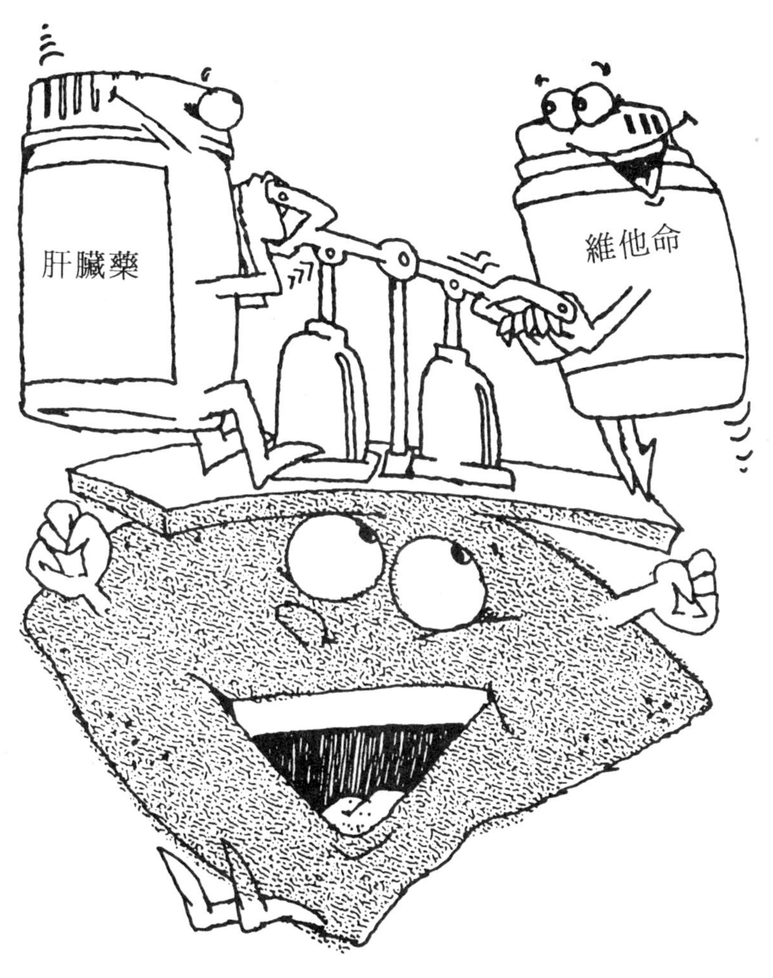
肝臟藥
維他命

中藥當中最被廣泛使用的是「甘草」。由甘草中抽出的成分再加上胱氨酸（cystin）、甘氨酸（glycine）製成的靜脈用注射劑稱爲ＳＮＭＣ。最初用於抗炎症、抗過敏、抗潰瘍等作用。主要用於皮膚科等。但是最近發現其治療慢性肝炎的功效，成爲最常使用的肝炎治療藥之一。

具有類固醇般的作用，其抗炎症與免疫抑制作用可以抑制肝細胞受損，同時也具誘起干擾素的作用。由於可以提高細胞免疫作用，被認爲可用來治退濾過性病毒。用於慢性肝炎可以使氨基轉移酶（ＧＯＴ、ＧＰＴ）、γ—ＧＴＰ、膠質反應（ＴＴＴ、ＺＴＴ）、γ球蛋白等肝功能的檢查結果好轉。尤其可以急速確實地降低氨基轉移酶。

此外，被視爲慢性肝炎的治療目標，即ＨＢｅ抗原轉爲ＨＢｅ抗體的細胞轉換也有大半的功效。

與其他藥物相較，有更好的藥效，但是這種藥也有一些缺點。例如會長出一種稱爲坐瘡的紅疹、胃腸也會變差、產生低鉀血症促使高血壓病發等等。因人而異產生各種副作用。另外，停止用藥後，復元時會有反彈現象，即肝功能檢查的結果再度惡化的病例也是所在多有。許多認爲已完成細胞轉換的病人，停止用藥後，HBe抗原又再度變回陽性的病例也曾發生。

最近，有一種逐漸減少用量的漸減法，以及休養期間時用時不用的間歇給予法。無論何者，使用者都必須小心謹慎。

②突然受人矚目的「小柴胡湯、大柴胡湯、十全大補湯」等各種中藥。

近來，在慢性病的治療藥中，中藥被廣泛地使用。在慢性肝炎中，也使用小柴胡湯、大柴胡湯、十全大補湯等以柴胡爲主劑的藥（柴胡劑），效果很受人矚目。在柴胡成份中，具有抗過敏症、抗炎症、安定細胞膜，誘起干擾素的作用。另外，也有研究報告指示，這些柴胡劑具有促進抗體產生的作用。

實際上，許多慢性肝炎病患使用後的成績與報告稍有出入。使用六個月～一年六個月之後，百分之三十～八十的人HBe抗原變成陰性。而且其中一部分的人HBe抗體變爲陽性，表示開始細胞轉換（參考六十頁）。而且也有許多GOT、GPT等肝功能檢查的結果好轉的病例報告。

另方面，也有完全不見好轉的病例。這是由於中藥的特質，對某些人有效，但是，對不適合的人則完全無效。中藥必須根據病人的體質及當時的狀態來選擇處方。也就是說，根據不同的體質，選擇的藥物也會改變。如果這種處方的方法經過科學化的系統整理之後，或許可以更輕易地選出適合病人的藥方，得到更好的效果也說不定。但是，只靠中藥來期待決定性的功效實在太難了。如果與後述的抗濾過性病毒劑和改善免疫劑合併使用，應會有更卓越的功效。

抗濾過性病毒劑與調整免疫劑

①夢般的特效藥「干擾素」

干擾素被認爲可以抑制癌症和濾過性病毒是夢般的特效藥，近年來在報紙上獨領風騷。就理論上而言，對所有的濾過性病毒引起的疾病具有療效，在癌症的撲滅上也身負衆望。但是實際上副作用強，而且也尚未達到目前期待的療效。所以目前似乎只停留在「夢」的階段。

發現干擾素的人是故東京大學傳染病研究所教授長野泰一博士，當時是西元一九五四年。此後，世界各國皆有進一步的研究，十多年前開始被做爲藥物並開始製造。目前在日本，規定可用於腎臟癌，多發性骨髓腫，皮膚惡性黑色腫等癌症，也可用於B型肝炎。

所謂干擾素是感染濾過性病毒的細胞所製造出的一種蛋白質，保護細胞不受濾過性病毒傷害，同時促進尚未感染濾過性病毒的細胞產生對抗濾過性病毒的防衛力，提高巨噬細胞、殺手T細胞、自然殺手細胞的活動力。此外，尚具有抑制癌症細胞增殖的作用。

干擾素可以發生上述的作用以治退B型肝炎的濾過性病毒。慢性肝炎也可使用，特別是濾過性病毒快速增殖的活動性類型。也就是說，檢查結果HBe抗原呈陽性，或者DNA酵素陽性時，也可使用干擾素。

實際上慢性肝炎病患的使用結果如下，HBe抗原變成陰性的病患，使用一年之後有百分之二五～四〇，而二年之後則高達百分之五十四・二～六〇・五。而HBe抗體進一步變成陽性，即開始細胞轉換的病患，使用一年之後有百分之十・七～十八，二年之後則達百分之三十四・二～三十七・五。效果倍受肯定。

肝功能檢查方面，氨基轉移酶全面減低，並有穩定的傾向。但是，使用六週後，氨基轉移酶檢查值暫時性上昇的病患約達三分之一。缺點是副作用很大。幾乎大家都會發高燒至三八度～四〇度，全身無力，發冷、頭痛、食欲不振、噁心嘔吐、關節痛等强烈的症狀產生。而且白血球與血小板的減少也無法避免。除了這些副作用之外，價錢也相當高，所以目前尙無法廣泛地使用於許多病患。今後，如果取出本人的干擾素，採用生物工藝法使其增加後，再注入體內的方法如果實行，或許可以改善副作用的問題。

但是，如同後文所述，與香菇菌絲精淬或其他藥劑併用來減低副作用，也可能提高療效。

②接受他人免疫物質的新療法「交換因子（transfer factor）」

從具有這種病的免疫力的人身上，抽出白血球中的免疫淋巴球交換因子，再注入病人體內的方法。

B型慢性肝炎使用後，血液中的HBs抗原不久之後即增加，GOT、GPT增高的例子很多，這表示受濾過性病毒感染的肝細胞正遭到破壞。以提高免疫力、破壞受到感染的細胞、治退濾過性病毒爲目標的治療方法。

關於這種療效，爭論性頗高。但是可以產生HBe抗原轉爲HBe抗體的細胞轉換，也有可以減少DNA酵素，也具有對抗B型肝炎濾過性病毒的功效。在今後的研究中，應該是一種頗爲看好的治療方法。

③危險性高的治療法「類固醇脫離療法」

類固醇（副腎皮質荷爾蒙）由於具抗炎症作用、抗纖維化作用，在十多年前慢性肝炎的治療上，曾一時地被廣泛使用。但是，由於有抑制免疫的作用，會促進濾過性病毒增殖，使病情惡化，副作用強，因此又停止使用。另一方面，類固醇停止使用之後，肝炎會突然地急性惡化，之後又一反常態地，開始HBe抗原變爲HBe抗體的細胞轉換，這種病例發生並查明的報告發表之後，類固醇使用後再停止的類固醇脫離療法，一時被廣泛地使用。

使用類固醇時，由於類固醇抑制免疫的作用，會造成濾過性病毒增殖。但是突然中止使用會引起副作用，免疫力會突然地暴增，一般認爲濾過性病毒或許是因此而得以治退。這是一種切肉斷骨的捨身作戰方式，所以反對這種治療方法的聲浪頗高。

脫離療法中，一種是由四〇mg開始，每週逐漸減少一〇mg，四週內完全停止的漸減法，另一種則是每週三〇mg，分成三次給予並中止的中斷法。兩者都是在停止使用後四～十週內急速惡化，之後，病情與氨基轉移酶等檢查結果又都開始急速回復。有些人開始HBe抗原變陰性、HBe抗體變陽性的細胞轉換。

但是，並非所有的病例都是轉好，HBe抗原變成陰性的占百分之三十・〇～七十二・五。細胞轉換的比率則有百分之十四・五～四十五・〇。此外，即使HBe抗原沒有轉爲陰性，但是其數值降低的例子相當多。

如此，我們可以期待某種程度的效果。但是相對地，類固醇中斷之後，產生嚴重黃疸，腹水積存等惡化的病例也不少。有些產生劇症肝炎般的嚴重情形，就好像是到鬼門關繞了一圈似的病例也有。有些醫師認爲，做過肝生檢的地方，再使用類固醇反而惡化的病例相當多。

並非對全部的肝炎病患皆具療效，又有副作用大的危險性，所以這種治療方法在今後的研究上仍須努力。

④期能抑制濾過性病毒增殖的治療法「Ara—A、Ara—AMP」

Ａｒａ—Ａ是一種對ＤＮＡ濾過性病毒具有抑制增殖作用的物質，一般期待它對於ＤＮＡ濾過性病毒之一的B型肝炎濾過性病毒也能發生功效。Ａｒａ—Ａ溶於水中之後，與磷酸結合會變成較易取得的Ａｒａ—ＡＭＰ。

由靜脈注入點滴或由肌肉注射，固定注射一段時間之後，大部分病患的氨基轉移酶會降低。由此可推測濾過性病毒的增殖已被抑制，肝炎也已平息。也有些病例開始ＨＢｅ抗原變爲陰性，ＨＢｅ抗體變爲陽性的細胞轉換。其比率估計約百分之十～三十。

使用的方法如下，Ａｒａ—Ａ每一公斤體重一天可用五～一〇mg、Ａｒａ—ＡＭＰ則可用五～一五mg，以二～四星期爲一週期，反覆使用數週期。使用期間如果太短，雖然有效，但是即使ＨＢｅ抗原變爲陰性，停止後又變回原狀的例子相當多。

使用過量會造成手腳麻痺或疼痛，精神恍惚等精神神經症狀的副作用。如果全部藥量不超過一〇～一五g則不必擔心。此外，紅血球、白血球、血小板減少、食欲不振或胃部不適等消化器官症狀也會發生，輕度時藥物停止後就會回復。

⑤也可治療肝炎的制癌劑「OK—432、PS—K」

OK—432是由溶連菌製成的藥，廣泛用爲癌症的免疫療法劑。具有誘導干擾素的作用，活性化殺手T細胞及自然殺手細胞的作用，以及加速抗體產生的作用。

每週兩回由肌肉注射，經過三個月以上的病例中，在使用期間HBe抗原變爲陰性的病例占百分之三十一，HBe抗體變爲陽性的細胞轉換率爲百分之十六・七。經過進一步長期追蹤調查發現，一年之後HBe抗原變爲陰性的病例占百分之六十・六、細胞轉換的發生率則占百分之二十一・二。兩年之後HBe抗原變爲陰性的病例占百分之六十二・五、細胞轉換的發生率占百分之三十七・五，成績相當可觀。

副作用則是發燒或皮膚化膿。但是在慢性肝炎的藥物中，仍不失爲值得今後期待的一種。

⑥提高免疫力，保護肝細胞

由某種植物中抽出的成分，可以促進巨噬細胞或自然殺手細胞活性化，同時具有增加細胞性免疫力的作用。使HBe抗原呈陽性的B型慢性肝炎病患，每天一·五～二·二五公克，連續服用十六週之後，調查結果顯示，服用結束後第八週，全體平均的HBe抗原值，比沒有使用的病例（對照群）低很多，細胞轉換的發生率為百分之七·二，約為對照群的兩倍。

其中有部分的人產生發燒、出疹、消化器官症狀等副作用，但為數並不多。前年國外曾發生三件使用者死於溶血性貧血的病例，目前已停止發售。但是，我國從未發生這種副作用，希望詳細調查之後，可以再度使用。

⑦無副作用，對B型肝炎病患有七成實效的「香菇菌絲精淬（LEM）」

香菇菌絲精淬尚未被認定為藥物，目前被當作是健康食品在市面上販賣。但是根據國際學會的報告，認為有提高免疫力、保護肝細胞的功能，而廣受世人矚目。香菇自古以來即被認為是有益健康的食品。但是根據最近的研究，其降低血壓、減低血清膽固醇、抑制癌症增殖的作用才被科學確認。

菌絲並非我們所吃的香菇部分（子實體），而是長出香菇的基礎部分。養殖香菇時，在乾枯的木材上打入含有細菌的木塾，這種菌會偏佈木材全體，並在表面上長出香菇，這就是收成的部分。這種遍佈木材全體，使香菇得以長成的菌就是香菇菌絲。用甘蔗渣與米糠混合製成的培基使其增殖，再精心製造而成。利用動物實驗調查毒性時發現，完全沒有害處。

我所服務的醫院及醫學院，都在進行有關「香菇菌絲精淬對濾過性病毒肝炎的臨床效果」的研究，截至目前爲止，成績相當卓越。在改善肝炎特有的「倦怠感」與「食欲不振」的病例中，占實際病患的百分之七十～八十以上。至於肝功能檢查中的氨基轉移酶檢查（GOT、GPT），在第三個月之後會顯著好轉，到了第六個月，約有百分之七十的病患回復到四〇單位以下的正常値。

我進一步將之與干擾素合併使用，也有很好的效果。如前文所述，干擾素原本即有很好的治療效果。由於副作用很强，不得長時間大量使用。而且中止使用後，回復原狀的反彈作用也相當强，是其困難之處。因此，只有當慢性肝炎惡化之際，才使用干擾素來抑制濾過性病毒，之後再使用香菇菌絲精淬來防止反彈現象，是其基本治療方法。結果顯示，氨基轉移酶的檢查成績立刻好轉很多，細胞轉換的發生率也提高了。

香菇菌絲精淬由於完全沒有副作用，若與其他藥物合併使用，或者更妥善利用，我認爲對肝炎的治療會很有幫助。

此外，由於這種香菇菌絲精淬可以提高免疫力，一般期待在癌症方面也能具有功效。另外，用於過敏症、風濕病、腎臟病也有顯著的成果。

同時其降低血清膽固醇的作用也已被確認。而且一九八七年十二月召開的愛滋病研討會第一屆學術集會中，山口大學的研究小組也發表其防止愛滋病濾過性病毒繁殖的優良效果，目前也被期待成爲愛滋病的治療藥。

我提高B型肝炎治療效果的用藥原則

方才已介紹過治療B型肝炎的主要用藥。目前究竟使用什麼藥物，因主治大夫的想法而各有不同。這是因爲，我一直反覆提及的，目前尚未發明出深具功效的特效藥。在此，我以實際上使用的方法爲主，再加上一般使用的治療方法，做一簡單的說明。

肝炎的治療藥，基本上可分爲①基礎療法藥、②初期療法藥、③維持療法藥三種。

①**基礎療法藥**……補給肝臟營養的藥或是保護肝細胞的藥，肝炎發生的全部階段內使用的藥。可以幫助受損的肝臟回復、維持戰勝濾過性病毒的體力。相當於維他命劑、MMSC、ATP、肝臟精淬劑、肝元等藥劑，此外，用來改善胃腸症狀的消化酵素劑、健胃劑、整腸劑等等，也可歸類於基礎療法藥。

②**初期療法藥**……攻擊正在繁殖的濾過性病毒，削減其勢力所使用的藥。因爲副作用很多，只能用於急性惡化的階段，之後再由維持療法藥接棒。具有抗濾過性病毒作用的干擾素、Ara—A、Ara—AMP、交換因子、r球蛋白等，以及具有抑制免疫作用的類固醇等皆屬於這一類藥物。

③**維持療法藥**……具有活化免疫作用、保護肝細胞作用的藥。在初期療法藥抑制濾過性病毒之後，提高體內免疫力來治退濾過性病毒，並且可以强化肝細胞。因爲必須長期使用，副作用幾乎沒有是先決條件。香菇菌絲精淬、小柴胡湯、十全大補湯等爲其代表。

我個人認為，對於肝炎病患最重要的保持安靜，並給與維他命劑、維他命U、ATP等基礎療法藥。如果是急性肝炎的話，在這種治療法持續使用之後，可產生免疫力、也可修復受損的肝細胞，將病情治癒。

當確認是慢性肝炎時，必須考慮病情、檢查結果以及有無併發症，研究如何使用初期療法藥及維持療法藥。許多醫生喜歡使用可使GOT、GPT立即降低的藥。但是這種藥停止使用後常有反彈現象，即GOT、GPT會再急速上升。而且常有如類固醇般的副作用產生，非常令人擔心，所以我總是慎重地使用這些藥物。

慢性肝炎的治療法中，以前較常使用的是類固醇脫離療法。類固醇會抑制免疫使濾過性病毒繁殖，類固醇停止時免疫力會突然增高，而治退濾過性病毒。細胞轉換的發生率也相當高，但這是一種犧牲戰術，而且副作用很多，我認為這種療法非到必要關頭不宜使用。

此外，也有研究報告顯示，這種類固醇脫離療法之後，立刻使用中藥的小柴胡湯或十全大補湯可增力免疫力，也可提高細胞轉換的比率，是一種很有道理的

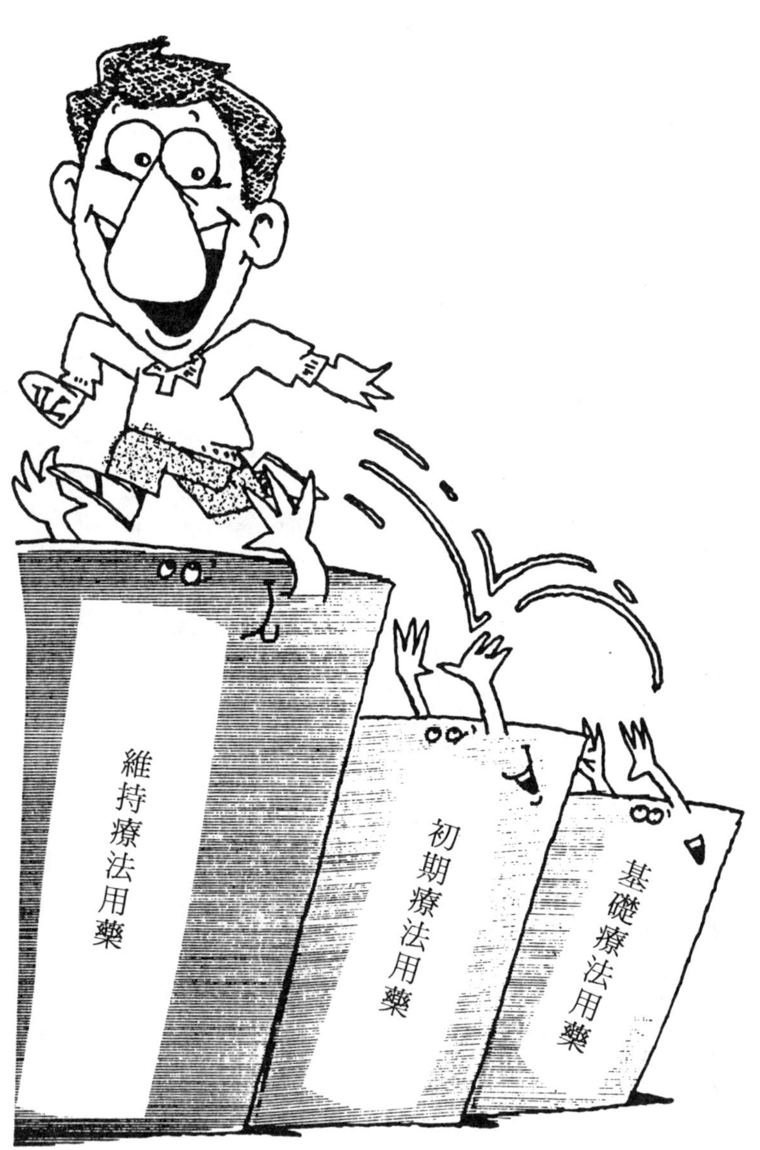
維持療法用藥
初期療法用藥
基礎療法用藥

治療方法，我認爲使用香菇菌絲精淬來代替中藥，應該也能得到相同的功效。

干擾素是目前最受矚目的治療藥。雖有確實的功效，但是有發燒等强烈的副作用，而且價格昂貴，目前我只用於實驗。如能改善副作用的話，是一種非常好的藥。使用之後，如果再用抑制免疫劑的話，應該會有更好的效果。

如以上所述，除非必要，我絕不使用初期療法藥。觀察「安靜＋營養」再加上基礎療法藥的效果之後，我決定一開始便使用維持療法藥。香菇菌絲精淬雖然尚未被認定爲藥劑，但是我已說明它被公認的卓越功效，所以我常將它用來當做維持療法藥。

小柴胡湯、十全大補湯等中藥的效果已經被證實，我也曾用於實驗，而且和香菇菌絲精淬具相同的功效。由於中藥已可適用於健康保險，我想以後使用的病例會逐漸增加，其他藥或許也能有同樣的效果。目前B型肝炎並不適用於健康保險，對患者而言，經濟上的負擔是個相當大的難題。

對帶原者學童完全是偏見的對待方式

不久前，有一則報導指出，在東京郊外，有位B型肝炎帶原者的學童被同班同學列爲拒絕往來戶而非常生氣的事件。事實上，這位學童如果HBe抗原呈陽性的話，是有傳染給小朋友的可能性（但是，HBs抗原即使呈陽性，只要e抗原呈陰性的話，完全不必擔心傳染的問題。）

原則上，如果e抗原呈陽性的話，當然，必須留意預防傳染。不要接觸到血液、唾液、淚、汗等分泌物。因此不可借用他人的的毛巾和手帕，不可共用相同的容器一起進食，更不可接觸到流血的傷口，同理，一起玩耍或是會身體碰撞的運動，雖然有些殘忍，但是一定要盡量避免。

原則上雖然如此，但是，要做到這種程度恐怕會先得神經質吧。這麼說或許有些蠻橫，但是沾染到汗水應該不會被傳染。即使感染也只有一點點，通常不致發病就可平息。即使倒霉病發，也不會變成慢性，還可因此獲得免疫。

父母親如果能有這樣沈著的心情，就不會發生這種集體排斥、欺負的事情，我覺得也未嘗不是一次很好的機會教育。

帶原者學童的父母也應該毫不隱瞞地向級任老師說明情形，並取得小朋友及家長的體諒。然後，周圍的人除了遵守最低限度的注意事項之外，應該抱持憐恤、親切的態度對待這個孩子。這可以視爲對帶原者一直在預防傳染給我們的感謝之意。不知閣下如何認爲？

另外，如果你的e抗體呈陽性的話就不會被傳染，可以放心地看待。

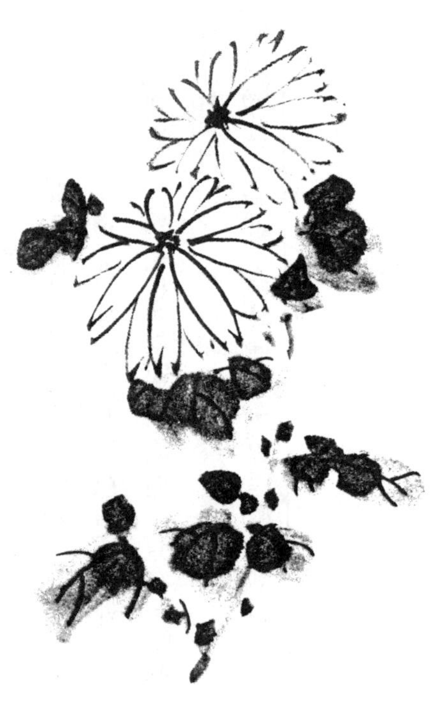

第五章　如何在日常生活中提高治療的效果

「多休息」雖然是老生常談，卻是最有效的妙方

病情進展時，保持安靜多休息。這是任何病都適用的準則。但是肝臟病時尤其重要。有人認爲「安靜」只要停止工作讓身體休息即可。但事實不然，應該是除了上厠所和吃飯，其餘的時間內必須保持橫臥休息的意思。急性肝炎也一樣，慢性肝炎或肝硬化惡化時，橫臥休息更是重要。

其原因有二。

第一，橫臥休息時能量消耗最少，可使肝臟的工作減到最低限度。肝臟必須製造身體所需的營養，同時也要處理體內產生的廢物。所以如果休息的話，可以減少肝臟很多負擔。

另一個原因則是，增加往肝臟的血液流量。橫睡時肝臟的血液量如果設爲一百的話。則站立時會減低到七十~八十。若是運動的話更會減低到五十~二十。治退肝炎濾過性病毒的白血球或抗體都在血液當中，修復受損肝細胞所需的營養

或酸素也是由血液供給。所以必須保持橫臥，儘可能將大量的血液送往肝臟。

既然尚未發現肝臟病的特效藥，保持橫臥供給肝臟充分的血液，便成爲目前最有效的妙方了。

那麼，必須保持安靜多長的時間呢？

通常急性肝炎由病發開始大約三週之後，疲倦感與噁心等症狀會平息，開始恢復食慾。到了這時，即使還有黃疸，可以開始逐漸地增加活動，讓身體慢慢地適應，這是我個人認爲比較好的方式。

有些愼重派的大夫則認爲直到黃疸完全平息爲止，一定要嚴守安靜的規定。但是最近以只要沒有其他症狀，即使稍有黃疸，還是讓身體活動比較好的積極派說法爲主流。

但是，老年人或是更年期以後的女性、或是輸血後引發肝炎的人，容易轉變成重病，所以應該有充分的安靜時期。

慢性肝炎或肝硬化的人應做到的「安靜度」

雖然說安靜很重要，但是慢性肝炎或肝硬化的病情總是拖很久，不可能隨時都在床上保持安靜。因此，如果病情回復到某種程度的話，也可以離開床舖、銷假上班。在何種程度下，表示必須安靜的準則稱為安靜度。這是以GOT、GPT的檢查成果為基準、再參考自覺症狀等所下的決定。

慢性肝炎時，如果GOT、GPT在二〇〇以上視為紅燈，須嚴守橫臥靜養的原則。二〇〇—一〇〇的話是黃燈，在不勉强的範圍內允許工作。但是只限於輕鬆的作業，不可加班，飯後一小時內要橫臥休息，要有充足的睡眠時間，除非必要不可做多餘的工作，儘可能多休息。

GOT、GPT一〇〇以下表示綠燈，可以有正常的工作生涯。當然，病情尚未完全治癒，應避免勞動的工作，而且一定要有充分的休養與睡眠，以及規律的生活。

GOT、GPT檢查與社會生活

GOT、GPT200以上
GOT、GPT100～200
GOT、GPT 100以下

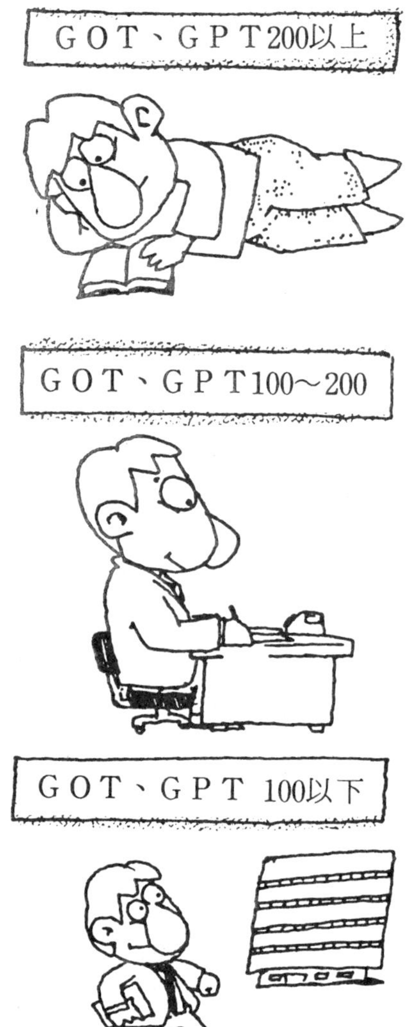

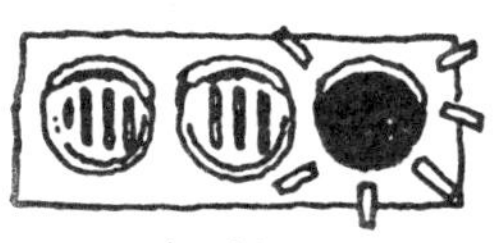

紅燈

保持橫臥靜養。如果沒有發生任何症狀的話，也可以上班。

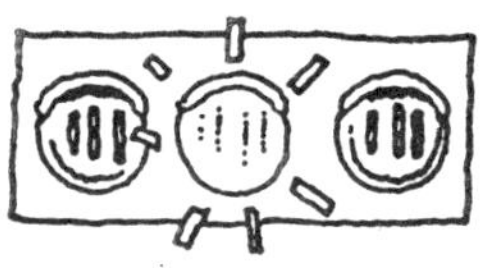

黃燈

在不勉强的範圍內可以上班。但是不能過量，仍須休養。

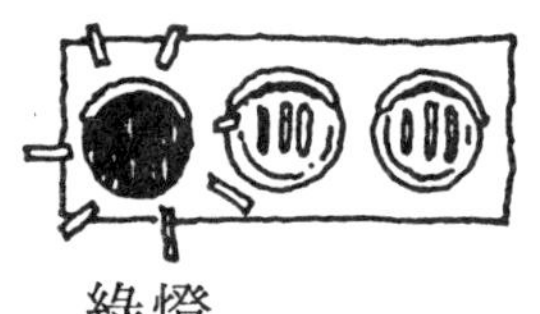

綠燈

允許正常的社會生活。避免工作過度。保持充分的睡眠的。

由自覺症狀來看，疲倦感、食慾不振、噁心等症狀平息下來，是回復工作的先決條件。其中有些人雖然GOT、GPT高達二〇〇以上，但卻毫無任何自覺症狀。這時可先觀察大致狀況讓他復職，如果檢查結果也一直很穩定的話，就可以繼續工作下去。但是也有些患者GOT、GPT在二〇〇以下，卻時常埋怨有自覺症狀產生。這種情形也是先讓他復職，但必須立刻觀察病情，如果檢查成績沒有變化，可以指導他繼續工作。

如果檢查的結果和自覺症狀都很穩定，積極地回到工作崗位，對病情反而有幫助。

肝硬化時，GOT、GPT的判斷也是一樣的，二〇〇以上是紅燈、二〇〇──一〇〇是黃燈、一〇〇以下是綠燈。若有黃疸、浮腫、腹水等症狀時必須保持安靜。如果沒有上述症狀，則允許在不勉強的範圍內工作。但必須更注重養生，要有充分的睡眠、休息時間一定要保持安靜。無論是工作或日常生活。不要忘記將活動量減到最低限度，並且儘可能多休息的生活態度。

以上是B型肝炎的人應謹記在心的生活原則，安靜度是由每個人的檢查成績和自覺症狀相互對照後決定的，一定要和主治醫師商量，一邊觀察病情變化，再判斷必須在工作與生活上做何種程度的「安靜度」。

即使是「工作狂」也能做到的上班時間肝臟休養法

日本人總被認爲是工蜂般的工作狂，有不少人回到工作崗位後，又拼命地工作，造成肝病惡化。這種情形雖然反覆發生，但是肝臟本來就是個頑強又沈默的器官，常常因爲沒有任何症狀產生，自己也不知不覺地放心不顧了。當別人都在加班時，只有自己先下班回家總是很內疚不安，但是請你一定要狠下心，厚著臉皮，畢竟健康太重要了。

而且，只要稍費心思，在公司裡也能將肝臟保護得很好。其實也很簡單，不過是保持橫臥罷了。

首先，午休時，在飯後橫臥並且絕對地安靜。散步、運動、圍棋、象棋等活動都要避免。此外，工作中感到疲倦時，如果有可以橫臥的地方，即使是五分鐘或十分鐘的休息也都很理想。

如果，沒有可以橫躺的場地，找一張沒有人用的椅子，把腿放在椅子上，這麼做也能增加肝臟的血液量。另一種姿勢可能不太禮貌，就是將椅子拉向後，腳放到桌子上，將上半身挺起並向後仰。（但是如果太向後仰，小心跌倒）。

下班後，不必急著回家，先橫臥休息二〇～三〇分之後，再踏上歸程。

此外，早上上班時提先出門，在開始工作之前先橫臥休息一下，如此可消滅通勤的疲累，也可儲存工作所需的能量。早一點出門，交通較不擁擠，也可以輕鬆一些。上班或是回家前購物最好選一班車即可到達的地點，或是選擇到出發站轉車的電車，儘可能找位子坐下。

與公司的同事做好溝通，由於身體狀況不好，必須儘可能橫臥休息來保護肝臟，一定要取得大家的諒解。

肝炎的飲食以「高蛋白質、適量卡路量」爲最高原則

肝炎或肝硬化的飲食療法以「高蛋白質、適量卡路里」爲原則，爲了供給材料來修復受損的肝細胞、也爲了提高肝臟功能以增加體力及免疫力，同時要治退肝炎濾過性病毒，攝取充分的營養比什麼都重要。

最重要的是必須攝取足夠的蛋白質。因爲受損肝細胞的修復材料和負責肝臟主要任務的酵素、治退濾過性病毒不可或缺的白血球或免疫物質、全部都是以蛋白質爲主要成分。同時，構成能源的糖類與脂肪的適度攝取也是很重要的。尤其是絕不可以缺乏糖類。糖類不足時、特意攝取的蛋白質不得不轉爲能源，反而會產生有毒物質的氨，爲了分解這些物質，又造成肝臟多餘的負擔。

肝臟病的飲食療法中，從前是以「低卡路里、低蛋白質、低脂肪」爲原則。這是考慮到肝臟功能既然已經降低了，不要再增加肝臟製造營養素（新陳代謝）

的多餘負擔。尤其是攝取蛋白質之後，氨等有害物質會增加，不但增加肝臟的工作，同時有毒物質也會形成引起肝性腦症的原因。

這種想法開始轉變是由戰後開始的。

美國的某位醫生發表一篇報告指示，針對有腹水及黃疸的肝硬化病患使用高蛋白質、高能量的食譜，腹水與黃疸逐漸消失，病情也漸漸好轉。在此之前，如果因肝硬化引起黃疸或腹水的話，只有死路一條。但是，如果抱著反正已活不長了，便改變治療的方向，順著病患希望吃下許多好吃的東西，但是這些人比起一直嚴守傳統飲食療法的人，反而病情好轉，也活得較久。

從此，肝臟病的飲食療法變成以「高卡路里、高蛋白質」爲原則。

戰後不久，指導病人攝取充分的糧食與營養的很恰當的。

但是，到了最近食物豐足，有肥胖傾向的人一直在增加，如果再倡導高卡路里，恐怕會造成過胖，也會有造成脂肪肝的危險。所以最近的「高蛋白質、適量卡路里」便成爲治療肝臟病的基本原則。

適當的食物種類及數量

急性肝炎初期時，會噁心嘔吐沒有食慾、什麼也吃不下的人很多。吃東西好比吃藥般痛苦。但是沒有食慾也不能硬是要他吃。這段期間不僅要顧慮營養，也要選擇食品，烹調的人應該要考慮如何勾起病患的食慾。

病發開始一～二星期，黃疸的高峯期一過，食慾自然會恢復。這時要注意高蛋白質、適量卡路里的飲食。這裏所說的適量卡路里是指一天所需的能量，考慮到不能活動的因素，所以應該比普通人少一點。

成年男子約二仟大卡，成年女子約一仟七百大卡是正常情形。蛋白質則是以健康的人每一kg體重攝取一g爲基準。肝炎時約一．五g就已足夠。如果是體重六十kg的人，一天應該要有九十g的蛋白質。

最初，應該由脂肪少易消化的白肉的魚、雞胸肉、蛋等開始，再逐次推廣到牛肉、豬肉、紅肉的魚、乳製品、大豆製品等富含蛋白質的食品。各種食物都不

一天標準的飲食攝取量

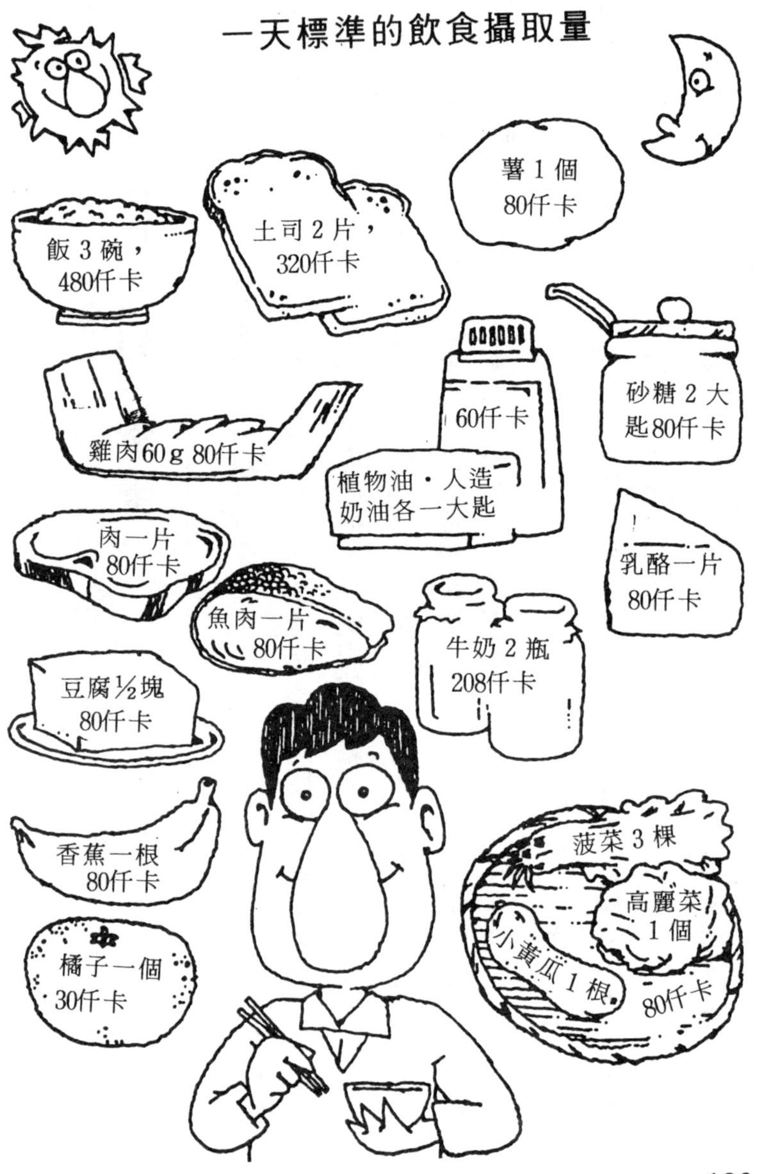
薯1個
80仟卡
飯3碗，
480仟卡
土司2片，
320仟卡
雞肉60 g 80仟卡
60仟卡
植物油・人造
奶油各一大匙
砂糖2大
匙80仟卡
肉一片
80仟卡
魚肉一片
80仟卡
牛奶2瓶
208仟卡
乳酪一片
80仟卡
豆腐½塊
80仟卡
香蕉一根
80仟卡
菠菜3棵
高麗菜
1個
小黃瓜1根
80仟卡
橘子一個
30仟卡

偏廢，我們體內所需的氨基酸就可均衡地取得。

糖類則以米飯、麵食、土司等爲主。使用砂糖的甜食、太甜的飲料用過量時會破壞營養的均衡，請特別注意。關於脂肪方面，會在下一節詳述，原則上只要和平時一樣即可，但是要減少動物性油脂，多使用植物油。除此之外，要多吃新鮮的蔬果，以補充充分的維他命、礦物質和食物纖維。

慢性肝炎或肝硬化也可和病情平息的時期一樣來處理。請配合工作量調整攝取的能量。如果病情反覆發生時，沒有食慾的話不用勉强硬塞。若有黃疸要限制脂肪。肝硬化的浮腫或腹水積存時要限制食塩。若有健忘或胡說八道等精神症狀時，一定要控制蛋白質。無論任何場合，請遵從主治大夫的指示。

「脂肪對肝臟病不好」這句話是迷信

從以前開始，大家都認爲「脂肪對肝病不好」。目前，已被確認是錯誤的觀念。但是這種迷信仍被誤以爲眞地到處流傳，最令人困擾的是仍有部分的人被醫師如此指導。

從前之所以會說脂肪對肝臟不好是有幾個原因的。首先，幫助脂肪消化吸收的膽汁酸是由肝臟製造的，所以當肝功能降低時，最好不要攝取脂肪。的確，黃疸嚴重時膽汁分泌會減少，所以脂肪無法被充分消化，會造成下痢。這種情形下限制脂肪是必要的。但這種限於黃疸的高峰期，其他時間沒有必要特別限制。而且，本來黃疸出現時就不會有食慾，甚至一聞到油味就不想吃了。

另外，一個原因則是怕脂肪攝取過多會造成脂肪肝。但是，這並不僅防於脂肪。當能源攝取過多就會導致肥胖，脂肪會積存在肝臟形成脂肪肝的狀態、對肝臟病的人會引起病情惡化。這是攝取過剩的問題。歐美人因爲吃很多肉類、肥肉也吃了很多，因而造成脂肪肝，所以會認爲脂肪對肝臟病不好。但是日本人原本在脂肪的攝取量就沒有那麼多，所以沒有必要特別去注意。

太胖的人就需要注意了。話雖如此，但仍需要和平時一樣（約五十g）的脂肪。特別是製造細胞、荷爾蒙時不可或缺的多價不飽和脂肪酸，所以要多攝取含此豐富的植物油或魚肝油。

每天攝取維他命可以增進治療的功效

肝臟可以貯藏由食物獲得的維他命，使維他命活化性，製造成體內所需的形態，有時也合成新的維他命。維他命會幫助糖類、蛋白質、脂肪等營養素做爲能源燃燒時的化學反應，促進營養素的使用，是我們保持身體健康時絕對不可或缺的營養素。

肝臟受損時，上述的肝功能會降低，也容易造成維他命不足。因此，利用食物來充分補給是非常重要的。維他命的補充並不只是單純地填補不足，也可同時提高全身的機能，治退肝炎濾過性病毒、幫助肝功能、修復受損的肝細胞，全都需要維他命。

在各種維他命當中，A、C、E有提高免疫力的作用、也可幫助擊敗肝炎濾過性病毒。維他命B_1、B_2、煙酸等維他命B群在肝臟製換養分的作業中、酒精的分解有害物質的解毒作業中負責重要的工作。肝臟不好時，血液的凝固功能也會減低，若想提高這項功能，必須補充足夠的維他命K。可以幫助鈣質的吸收與代謝的維他命D當然也是非常重要的。

此外，當藥物、公害物質、過敏症反應造成肝細胞受損時，會產生一種叫過酸化脂質的有害油脂，但是維他命E、C及B_2可以預防這種過酸化脂質產生。

另外，維他命B_2或E可以加速油脂的代謝，也可預防肥胖或飲酒過量造成的脂肪肝。

維他命對肝臟這麼重要不可或缺，所以是否攝取充分對以濾過性病毒爲首的肝臟病的回復會造成相當大的差異。

此外，鐵、鉀、鈣等礦物質，平時也是貯於肝臟，並製換成可運至體內各處、各組織容易使用的形態。礦物質也擔任保持肝臟正常功能的重要任務，所以患了肝病時，也請充分的補充礦物質。

蔬菜、海帶或水果在供給維他命和礦物質方面是相當好的食物，請務必多多食用。

維他命A含量豐富的食物（ＩU/100g）

雞內臟	47,000
豬肝	43,000
牛肝	40,000
植物性奶油	6,000
紫蘇	4,800
鰻魚	4,700
荷蘭芹	4,200
胡蘿蔔	4,100
奶油	1,900
茼蒿菜	1,900
海帶乾	1,800
蛋黃	1,800
韮菜	1,800
小油菜	1,800
菠菜	1,700
花椰菜	1,600
白蘿蔔菜	1,400
芥菜	1,300
乳酪	1,000
蕪菁	1,000

維他命B_1含量豐富的食物(mg/100g)

強化米	125
豬肉(里肌肉)	1.34
紫菜乾	1.15
豬肉(大腿肉)	1.13
芝麻	0.95
豬肉(里脊肉)	0.86
花生	0.85
烤鰻魚	0.75
里脊火腿肉	0.60
糙米	0.54
培根	0.47
雞內臟	0.38
蠶豆(生)	0.35
胚芽米	0.31
胚芽精米	0.30
脫脂奶粉	0.30
麵條	0.27
黑麥麵包	0.26
燕麥粥	0.20

維他命B_2含量豐富的食物(mg/100g)

海七鰓鰻	6.00
強化米	5.00
烤紫菜	3.20
牛肝	3.10
雞內臟	1.80
香菇	1.70
脫脂奶粉	1.60
海帶乾	1.15
魚肉香腸・火腿	0.60
納豆	0.56
青花魚	0.54
雞蛋	0.48
柳葉魚	0.43
咖哩	0.40
乳酪	0.38

維他命C含量豐富的蔬果(mg／100g)

蔬果	含量
荷蘭芹	120
甘籃菜	160
花椰菜	120
草莓	80
青椒	80
蕪菁	75
小油菜	75
白蘿蔔葉	70
紅柿	70
菠菜	65
菜花	65
臍橘	60
青豌豆	55
哈蜜瓜	40
高麗菜	44
夏橘・八朔橘	40
地瓜	30

維他命E含量豐富的食物(mg/100g)

大豆油	1140.0
芝麻油	28.9
玉米油	25.9
大豆	22.8
核桃	20.0
豬油	18.5
鰻魚	15.5
鱈魚卵	8.2
地瓜	5.1
鰹魚	4.0
金槍魚脂肪的部分	3.2
蘆筍	2.5
雞蛋	2.3
綠豆	2.1
清酒	1.9
青花魚	1.9

肝炎病患必須避免的食物

罹患急性肝炎、慢性肝炎或是肝硬化的病情惡化時，像酒精等會增加肝臟負擔、造成傷害的東西，當然是一定要避免的。另外，當出現黃疸、膽汁分泌不夠時，肉的脂肪、有肥肉的魚、牛油、天婦羅等油膩的食物一定要限制。

但是，即使是急性肝炎也有回復的階段，慢性肝炎、肝硬化也有病情穩定的時候，這時並沒有特別禁忌的食物通常如果是少量的酒也是許可的。

眞正值得注意的是含添加物的加工食品。色素、防腐劑、漂白劑、香料等食品添加物，有害的已被立法禁止使用，但是即使是允許使用的添加物，如果大量攝取的話也會對肝臟造成傷害。即使無害、爲了分解它們也會增加肝臟的負擔。

因此，即使是健康人，儘可能少食用加工食品，應該多吃新鮮的自然食品。對肝臟病人當然更是如此。

但是，有些自然食品也不太能令人安心，例如有些水果的果皮上殘留農藥，或是被塗上防腐劑。所以不要連皮吃，也避免做成果汁比較令人放心。尤其是進口的水果，爲了能耐長距離的輸送，防腐處理總是特別嚴重，要小心注意。常常連皮使用的檸檬等要特別小心。

此外，用了油的食品也要注意，油長期保存會產生過酸化脂質，這不止會傷害胃腸，也會傷害肝細胞。過期的油炸零食，在陽光直射處販賣的油炸食品都要避免。

辛香料由於能增進食欲，肝臟病食欲不佳時善加利用應該很好。但是目前受歡迎的「麻辣」食品用了大量的辛香料，這會刺激胃腸引起炎症，也會增加肝臟分解的負擔，最好注意用意。

「飯後睡覺」是肝炎病患必須養成的重要習慣

「飯後躺下會變成牛」。這是從前在日本爲了禁戒吃飽飯後立刻躺下的不好行爲所流傳下來的諺語。但這只是就禮儀行爲而言，由醫學方面看來，飯後橫躺小憩是很有道理的。尤其對肝臟病人而言，飯後立刻橫躺下來，大約一小時的時間，讓身體得以休息是很理想的。

當食物送入胃中後、胃部分泌胃液、利用蠕動運動使食物充分混合。十二指腸及小腸也會分泌消化液，消化吸收營養。爲使胃腸能夠充分工作，必須有許多血液流至，供給充分的酸素與營養。肝臟也一樣，由腸管吸收的營養可在血流充分的情況下順利地運進肝臟。在處理營養分及製造膽汁時血液也很重要。

爲了供給胃腸及肝臟需要的血液，無論如何，飯後悠閒地躺下休息是非常重要的。橫躺時往肝臟的血液量會增加很多，所以對肝臟病患而言是特別不可或缺的。最初是因爲肝病患必須攝取充分的營養，所以要將足夠的血液送往胃腸，可提高消化吸收力，也可以供給肝臟充分的營養。

「不吃早餐」與「吃零食」對肝炎的人最不好

「停止不規則的飮食，請維持規律正常的飮食」。當你生病接受治療時，首先醫生一定會這麼指導你。無論是什麼病都會對你這麼說。而「規律正常的飲食」對肝炎的治療更是重要。不規律的飲食會造成肝臟多餘的負擔，也會造成延遲回復、病情惡化的原因。那麼會造成肝臟負擔的飲食究竟是怎樣的飲食呢？

典型的例子如下：

①不吃早餐

肝臟將獲得的營養素製成體內需要的形態送出，多餘的則製成複合的形態貯藏起來。但是如果飲食不正常時，肝臟要不斷地忙著貯藏與釋放的作業，會造成疲勞過度。

當睡太晚不吃早餐時，中午前所需的養分就必須由肝臟將貯藏的部分釋出。

②簡單的中餐

好不容易到了中午，終於可以補充營養了，但是僅以大碗的拉麵、烏龍麵來解決午餐，雖補充了碳水化合物和脂肪，但是蛋白質或維他命仍嫌不足，所以又要由肝臟貯藏的部分釋出。

③點心時喝了加許多砂糖的咖啡

到了傍晚，因爲工作忙不得不加班二小時左右，爲了墊一墊飢餓的肚子，來一杯加了很多砂糖的即溶咖啡吧—在此又送入碳水化合物，但是重要的蛋白質與維他命仍然沒有。而且爲了分解咖啡因，又增加了肝臟無法避免的多餘工作。

④吃飯前先來一杯

好不容易踏上歸程，終於可以吃飯了。但是先來一杯冰涼的啤酒吧。可以使工作的緊張與疲倦消失於瞬間，但是又增加了一項肝臟不得不做的工作（酒精的分解作業）。再加上許多下酒的小菜與零嘴所送入的蛋白質與維他命，肝臟要忙著將它們製換成可供使用的形態，又要忙著貯藏它們，眞是忙得不可開交。

⑤吃消夜

到了深夜，肝臟的工作總算告一段落，但是又被送來的消夜給剝奪了。肝臟的工作又增加了。

像這樣不規律的飲食持續一天下來，肝臟非常勞累。如果健康的話，頑強又寬容的肝臟會默默地將這些工作一一處理。但是當肝炎等肝臟衰弱時就是很大的負擔了。

⑥喝酒到深夜

肝臟在每天的白天與夜晚的韻律中工作。白天由貯藏的養分中視活動需要釋出能量，夜晚將用剩的能量儲存以備明日使用。但是如果凌晨喝酒的話，肝臟必須一邊將活動所需的能量釋出，一邊分解酒精。不只得不到休息，明天所需的能量也無法充分貯藏，這種惡化循環下，肝臟會疲倦困憊。

不吃早餐、不規則的點心、深夜飲酒進食都須避免，同時也不要熬夜或凌晨才回家。這些對於保護肝臟都是非常重要的。

疏忽便秘會使肝臟病的症狀更加惡化

慢性肝炎或是肝硬化的病患，固定幾天內通一次便也是很重要的。不只是下痢，便秘也一樣要找醫生謀求對策。容易認爲便秘是小事而疏忽了，但便秘會帶來各種害處，對肝臟病患而言，更會引起重大的事態。

我們的大腸中約有一百種、一百兆個腸內細菌。雖說是細菌，並非全都是不好的，也有對身體有益的益菌。這些益菌和害菌在腸內水火不容地爭奪勢力。當便秘時害菌容易蔓延。

害菌主要以蛋白質爲誘餌，產生許多分解的氨等具惡臭的有害物質。這些物質由腸壁吸收送至肝臟，再分解使無毒化。但分解之前在腸管中作用，這可能是引起大腸癌的原因之一。而且分解後的一部分有害物質又回到體內，引起各種害處。便秘時，容易有頭痛、肩膀酸痛、皮膚乾燥、口臭等令人不快的症狀產生，或許就是這些有害物質產生作用的結果。

如果有害物質很多時，爲了分解又會造成肝臟的負擔。有肝炎的人就可能會使病情更加惡化。如果是肝硬化等原因使肝臟功能降低時，這些有毒物質無法分解，會在體內堆積，到達腦部會使神經痲痺，引起肝性腦症。由健忘、恍惚、囈語等症狀開始，並發生在廁所以外的地方大小便等精神病般的症狀、兩臂像小鳥般揮動，最後會失去意識陷入昏睡（肝性昏睡）。

肝臟病人便秘時招致這些可怕的事態，即使沒這麼嚴重，對肝臟造成傷害總是事實。所以日常就要多費心排便。

因此，要多吃蔬菜和水果，攝取充分的食物纖維。食物纖維無法消化吸收，是糞便的主要材料，所以會增加糞便量，也較容易引起便意。而且，水分多時可以軟化糞便得以順暢地排出。食物纖維更可使益菌增加，也可以打擊害菌、預防有害物質產生。同時益菌製造的有機酸會刺激腸胃蠕動，使排便更順利。

改掉胡亂用藥的習慣

肝臟病人對市面上哪怕是有點小害的藥，也喜歡胡亂服用。大部分的藥最後都在肝臟分解，所以一定會造成肝臟的負擔。而且其中可能會有傷害肝臟或使肝病惡化的藥。所以，感冒或胃腸不適時，一定要看醫生，由醫生下處方。

但是，假日或臨睡前突然猛流鼻水，總是會想要馬上吃感冒藥使病快點好。這種情況下，儘可能不依賴藥物，可以想些別的辦法。不禁酒的人可以喝點酒或者是薑湯使身體熱起來，然後躲進被窩裏睡一覺。這雖是古人的智慧，但是千萬別小看了。感冒初期，如此做法相當有效。

維他命的話沒有害處可以不必擔心，所以也可以使用維他命劑。維他命C可以提高免疫力，對預防感冒也很有用。而且維他命A與E一起使用時，可提高免疫力牢固粘膜，對於預防感冒也有很好的效果。

但是，如果眞的患了感冒，老是治不好或一直咳嗽時，最好服用主治醫生開的藥比較令人放心。

同理，胃腸不適時，也要遵從主治醫師的指示。

消化藥、健胃劑、整腸劑等大部分都能放心。但是其中也有會引起過敏性肝炎的，所以也不能眞正地安心。唯一可以放心的是消化酵素劑。但是儘可能積極使用蘿蔔、鳳梨、山薯、木瓜等含有消化酵素的食品。

此外，肝臟病時常會伴隨食慾不振等消化器官的症狀。事前多預備胃腸藥倒也無可厚非。

便秘也一樣不能只靠藥物，應該由飲食或體操來謀求改善。

減輕壓力、放鬆自我的方法

不管是什麼病，多多少少會影響心理。B型肝炎也不例外。由於是濾過性病毒引起的病，很容易以爲和心理壓力不太相關，事實上絕非如此。濾過性病毒的最佳代表感冒就是很好的例子。如果心理踏實時，即使周圍的人正在大流行，也可平安無事。如果心中一直擔心時，最易發病，而且也易變重。這完全是心理壓力的作用，降低了體內的免疫力。

B型肝炎應該和心理方面也有關係。根據某個實驗，將人催眠後，如果給與可怕或令人擔心的暗示（即加入心理壓力）時，肝臟的血量會減少。所以治療肝炎時嚴禁焦慮。擔心或煩惱的事要盡早解決，請不要增加自己的壓力。

會使肝炎病患身負壓力的原因之一可能是肝功能的檢查結果。尤其是GOT、GPT的數值。由於可以確實顯現病情，又是安靜度的指標，病患總是相當在意。肝臟病的診斷並不只根據GOT、GPT，必須由各種檢查及病情來綜合判斷，所以不需要過分擔心這項數值的好壞。

消除焦慮與壓力的方法很多。例如，焦慮時以手掌輕壓腹部，可以神奇地平復緊張。緩慢地做腹部深呼吸也有安定神經的效果。如果想進一步實行，也可以學習瑜珈、自律練習法、瞑想法。

日常生活，在可以的範圍內，可以做一些運動或嗜好。至於可以做到什麼程度，必須與主治醫生商量。但如果GOT與GPT在一〇〇以下維持穩定，又沒有任何症狀的話，平時上班，假日做一些輕鬆的休閒或運動應該是可行的。

消遣儘量選擇不會造成身體負擔，或可以安定精神的。繪畫或書法、作詩、音樂教室欣賞、簡單的樂器演奏，卡拉OK、盆栽等都很適合。賽馬、柏青哥、麻將等常加入緊張與壓力的因素，最好避免。圍棋、象棋等其他競賽，常要爭輸贏，最好不要太熱中。

防患「肝硬化」、「肝癌」的生活之道

B型肝炎最可怕的一點是，即使其比率不超過百分之五～六，由慢性肝炎演變成肝硬化或肝細胞癌的病例。但是這並非不能避免。我認爲在某些範圍內仍可使其停止。

所謂慢性肝炎就是，由於免疫力不夠，不能完全治退濾過性病毒，處於肝細胞的破壞與修復的平衡狀態。就好像將體力與疾病置於天平兩端並維持平衡的狀態。如果勞累過度或不注重養生時，體力就會減損，平衡狀態會不均，傾向較重的疾病。

因此，如果發現GOT、GPT等肝功能的檢查出現異常時，在活動期的慢性肝炎病患要努力保持安靜，飲食也不可以造成肝臟負擔，盡力防止體力偏向負方。但是，如果肝功能檢查的結果與病情都穩定下來的話，某種程度地令身體活動也是可以的。雖然使用身體會消耗體力，但是對於體力的鍛練與增强也有所助益。有些病情可以回復工作。

工作或通勤所消耗的體力如果用休養或營養來補充的話，即使一點點也可能使體力上升。當然，勞累過度、睡眠不足、暴飲暴食、不養生等會減損體力因素一定要盡量避免。

如此，在體力與疾病的天平上即使只有一點點，只要偏向體力的一邊，就可阻斷病情發展，也應該可以防患肝硬化於未然。雖然沒有可以一口氣治療疾病的特效藥，可以加强體力，而且其他的藥物和治療法也會被逐漸開發出來。如果慢慢地增加體力，免疫力也會跟著提高，所以我認爲肝炎濾過性病毒也應該可以被治退。

至於肝細胞癌，B型肝癌究竟是主犯或僅是從犯目前尚不清楚。但是一定有關卻是事實。而且癌症並非由一個原因造成的，由各種原因經過二十年、三十年的時間，長年累月地持續作用之後才開始發生。因此即使無法避免肝炎濾過性病毒，若能儘可能將其他原因除去的話，還是可以成功地預防肝細胞癌。

以下所列即是預防癌症所須注意的要點。

①營養均衡的飲食。

②食用多種食物。不可偏食相同的東西。

③避免食用過度。特別注意脂肪過量。

④不可缺乏維他命。尤其要多攝取維他命A、C、E含量豐富的食物。

⑤多食用蔬菜、海藻、水果等多纖維的食物。

⑥避免太鹹、太熱、燒焦、發霉的食品。

⑦不要過分依賴加工食品。

⑧酒精必須維持適量。

⑨煙盡量少抽，最好戒煙。

⑩不要忘記適度地運動。

⑪充足的睡眠。

這些注意事項再加上每年兩次的α型胎性蛋白檢查與超音波等圖片的診斷。即便發生癌症也可以在早期發現。利用血液檢查來調查α型胎性蛋白時，肝細胞癌的病患中，大約百分之九十會呈現(+)，所以大部分的癌症都能發現。剩下的百分之十如果做圖片診斷時，直徑一cm左右的癌症都能發現。

如果能在早期發現，利用肝動脈栓塞術或手術療法等進步的治療法，將肝細胞癌完全治癒是十分可能的。

最近認可的B型肝炎「人工製造基因疫苗」

西元一九八八年三月，有篇報導指出，B型濾過性病毒性肝炎的疫苗當中，「人工製造基因疫苗」的製造已被認定。目前所使用的是「由人類血漿製成的疫苗」。這是利用HBs抗原陽性帶原者的血液所製造而成的。在這種血漿中，只取出HBs抗原，將之不活性化之後即可接種。

人類血漿製成的疫苗方面，做爲原料的HBs抗原陽性血漿，在大量取得保存上相當困難，因此無法供給必要的數量，所以價格昂貴是其缺點。爲了克服這項缺點，有許多研究正在著手。這一次選擇的是利用其中的酵母以人工的方式生產基因的疫苗，終於被認可生產。

這是利用目前流行的生化技術，在酵母的遺傳基因中加入B型肝炎濾過性病毒的部分DNA，由增殖的酵母中取出HBs抗原，再精製成疫苗的方法。安全性更高，效果也不比人類血漿製成的疫苗差。而且價格大概可以便宜二～三成。

此外還有利用動物細胞和天花濾過性病毒重因組合遺傳基因的方法、肝癌細胞培養法，人工製蛋白質法等各種方法被著手研究。預料不久的將來應該有更簡便的B型肝炎疫苗可供利用。

目前使用疫苗的人主要是感染機會多的從事醫療者和HBe抗原陽性的母親所生下的嬰兒。每三～六個月接種三次，百分之八十～九十可獲得免疫。效果尚不得達到到百分之百，經過長時間後抗體值會下降等缺點尚待改進。但這些遲早都會被解決。

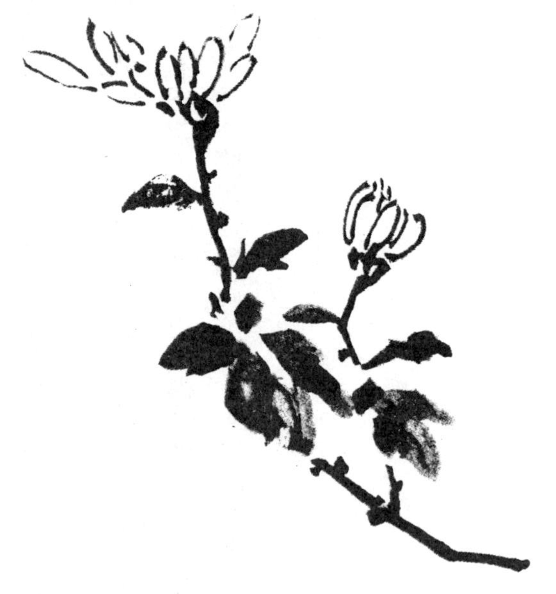

第六章　有關B型肝炎的問答

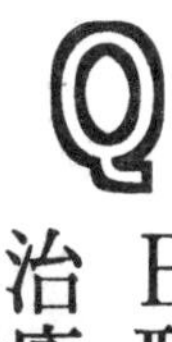

B型肝炎一旦慢性化之後，是不是就無法完全治癒？

B型肝炎是否完全治癒，必須根據抗原與抗體的檢查做判斷。如果HBs抗原與HBe抗原兩者皆呈陰性反應，表示病情已完全治癒。即使HBs抗原是陽性反應，只要HBe抗原陰性而HBe抗體呈陽性（這種現象稱爲細胞轉換），也可視爲完全治癒。之所以如此，乃因HBe抗原果變成陰性，通常就不再具傳染力，而且症狀再度惡化或急性轉壞的情形也少之又少。

因此，我們總是以HBe抗原做標的，將HBe抗原變爲陰性、HBe抗體轉呈陽性，當做是治療的目標。

將B型肝炎濾過性病毒的帶原者整體看來，其中的百分之九十已完成細胞轉換的過程。有些人即使沒有細胞轉換，終其一生也未曾發病。由慢性肝炎轉爲肝硬化、肝細胞癌的病例，也就是因B型肝炎轉爲不治之症的人，在帶原者中占不到百分之五～六。即使經診斷確實爲慢性肝炎的病患中，約有百分之七十五的病患肝炎已經平息，大部分的病例都是正在細胞轉換的過程。

雖然說肝炎沒有特效藥，在自然情況下，每年約有百分之八左右的病患，病情能進步到細胞轉換的階段。但是如果認眞確實地治療，可將比率提高到百分之三十～四十。也就是說，進步到細胞轉換的人，有可能會逐漸增多。

一輩子也治不好B型肝炎的人非常少，B型肝炎也絕不是不治之症，希望大家都能明白這一點。

Q 我的未婚妻是B型肝炎帶原者。我被傳染的危險性有多高？同時，能不能生孩子？

有一種病例叫做蜜月肝炎，即新婚不久發病的肝炎。這是因爲新人之一是帶原者，透過親吻或性生活而傳染的。但並非只要和帶原者結婚，一定會被傳染。傳染與否，完全根據HBe抗原與抗體的陽性或陰性而決定。

你的情形需要問明你的未婚妻，如果HBe抗體呈陽性反應，就不會有傳染之虞。如果HBe抗原呈陽性反應時，就有傳染的可能。接著，你自己必須做血液檢查。若HBe抗體呈陽性反應，可以不必擔心被傳染。如果是陰性，可能會被傳染，所以請接種疫苗，如此方才預防感染。生下來的嬰兒也是一樣，出生後，必須立刻接種γ球蛋白的疫苗，方可預防感染。

的確有因為本身是帶原者，而放棄結婚、生子的人，但是這實在是很無知。希望大家都能有正確的醫學常識，並有幸福的婚姻生活。

Q 懷孕時，先生患了慢性肝炎。必須怎麼做才能防止自己或是嬰兒被傳染？

如果妳已經懷孕，我想妳大概已做了HBe抗原與抗體的檢查。如果你的HBe抗體呈陽性反應的話，絕不會再被感染，所以完全不用擔心。

倘若是HBe抗體呈陰性的話，就有感染的可能性。或者是已被感染，已進入潛伏期也說不定。

感染的可能性高時，爲了預防發病，應該接種γ球蛋白，但是懷孕時絕對禁止使用。然而我個人認爲，危險期應該是胎兒器官成形的前三個月，過了這段時期之後，如果感染的可能性仍然很高時，最好還是接種疫苗。截至目前爲止，尚未聽聞有懷孕時接種γ球蛋白而發生事故的病例。

另外，接種疫苗也是預防感染的辦法之一，但是這種方法在懷孕時期也不適用。

雖然不曾聽說有孕婦在懷孕時因接種疫苗而發生意外，但是無論如何都會有感染的可能性，因爲疫苗接種要注射三次，共需三個月的時間，產生免疫力又不知是在幾個月之後了。所以我個人認爲不接受接種也可以。

但相對的，此後預防感染的工作必須相當嚴謹。在懷孕期間要避免性生活，碗筷及盥洗用具要個別處理，當然也不能接觸妳先生的唾液、淚水等分泌物，如果生產後接受疫苗接種，就可一勞永逸，永遠不用擔心被傳染。

但是，關於接種與否的決定很難判斷，所以最好能連絡妳先生的內科醫師與妳婦產科的主治大夫，商量之後再做決定爲宜。

無論如何，定期做肝功能及抗原抗體的檢查，如果病發要及早採取對策才是最重要的。雖說不必過度擔心，但是懷孕期一被傳染，有時也會變成重病。

剛生下來的嬰兒，如果與妳先生有太親密的接觸，有被傳染的可能性。嬰幼兒時期一被傳染會演變成帶原者，所以必須嚴加預防。但是，如果說連抱抱自己的孩子也不行，實在有些殘忍。所以，如果行的話，還是儘量讓嬰兒接種疫苗。

到那時候，如果妳先生的HBe抗原變成陰性的話，就不用再擔心傳染的問題了。身爲醫生的我，誠摯地盼望著。

Q 手術時曾經接受輸血。聽說有人因此而感染肝炎濾過性病毒，感到很擔心。

二十多年前，當時輸血用的血液都是由賣血的人供應，輸血後肝炎的發生率超過百分之五十，甚至成為社會問題。到了西元一九六五年引進捐血制度之後，捐血後肝炎的發生率減少到三分之一。到了B型肝炎濾過性病毒（HBs抗原）的檢查被採用以來，更減少原來的二分之一。由於非A非B型肝炎濾過性病毒尚未發現，無法完全消除。但是透過捐血者GOT、GPT的檢查。目前，輸血後肝炎的發生率已經減少到百分之十～二十。

輸血後，醫生會特別為你注意肝炎的問題，所以，你不用過分緊張。如果遵照醫生的指示，定期接受檢查，即使發生肝炎，也可在早期發現處置。身體的抵抗力一減弱，濾過性病毒會急速繁殖變成重病。所以必須保持體力，不使抵抗減弱。並注意下列不增加肝臟負擔的四項要點：

①規律的生活。

②均衡的飲食。

③避免過度疲勞、睡眠不足。要充分休息。

④不暴飲暴食、不熬夜。

雖然很平常，但卻是加速手術傷口復原、預防肝炎的基本要點。

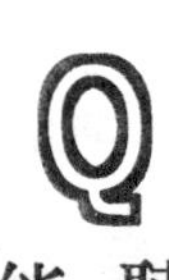

聽說肝炎時最重要的是安靜。但是工作時絕不能休息。是不是不能銷假上班呢？

必須做到什麼程度的安靜？是否能上班？以上的決定必須以GOT、GPT檢查結果爲準。亦即：

①二〇〇以上＝**紅燈**……保持安靜（急性期時除了上廁所和吃飯以外，必須保持横臥。如果病情稍有起色時，也只能做到坐起身來或是轉身的程度。）

②二〇〇～一〇〇＝黃燈……允許輕鬆的工作（即使回到工作崗位，僅能在工作不重的範圍內。休息時間要横臥休息。總之，儘可能讓身體多休息。）

③一〇〇以下＝**綠燈**……回復正常生活（雖然如此，但是一定要生活規律，絕對避免過度疲勞、睡眠不足。）

此外，研析自覺症狀或其他的檢查結果，並觀察病狀，再決定應該保持安靜或是復職上班。

例如，即使GOT、GPT值很高，如果一直持續安定的狀態時，也並非一定要保持安靜。如果是黃燈，但是自覺症狀一直未見平息，仍須保持安靜。

無論如何，應該要遵守最瞭解你病情的主治大夫的指示。

Q 工作性質常常需要加班。加班或上夜班眞的會傷害肝臟嗎？

加班或上夜班對肝臟會形成負擔，所以儘可能白天工作，加班也最好避免，因此，最好將病情告知公司，也要得到公司同事的協力幫助。

無論如何也不能避免時，將加班減到最低時數，並且要有充分的睡眠以消除疲倦。

如果是晚間上班的話，必須選擇白天可以充分休息的環境，同時請你盡力調整生活的節奏。

肝炎的人比普通人在休息方面要多費心。

Q 我一工作立刻會感到疲倦。醫生說這是一種叫「肝炎後神經症」的心病，眞的嗎？

工作疲倦或高爾夫等活動後感到疲倦時，請再抽血做一次肝功能檢查。如果GOT、GPT等檢查結果沒有變化時，你的疲勞感可能是心理作用。曾經提過很多次，肝臟是個強硬沉默的內臟，即使有一點異常也不會有症狀出現。所以如果肝功能檢查正常的話，應該不會先有症狀。

如果，很多位醫生的診查結果一樣，而你的症狀一直沒有平息，可能就是身心症了。這不是精神症，而是因爲心中有不安或不滿時，反應在身體症狀的一種病。

你的情形，可能是因爲對肝炎這種疾病的不安持續很久，產生「疲倦」的症狀。對B型肝炎要有正確的瞭解，而且請不要太勞累。

如果，這些症狀一直持續發生，奉勸你最好到精神科找心理醫師談一談。

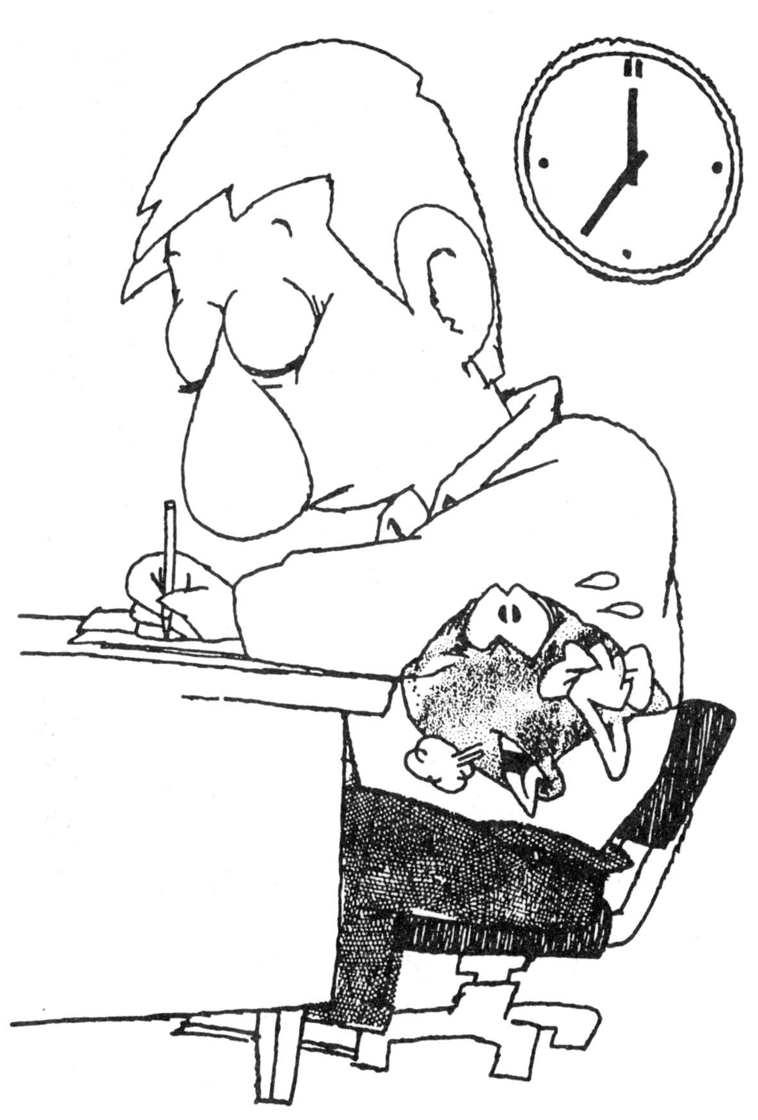

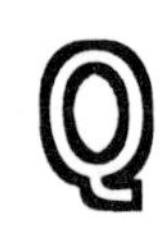

如果繼續高蛋白、高卡路里的飲食，不會引起其他的成人病嗎？

肝炎的飲食療法，以攝取比平日多的蛋白質與維他命，卡路里也不能不夠，要充分的攝取爲基本原則。在從前糧食不足的情況下，爲了能全部皆顧，所以提倡「高蛋白質・高卡路里・高維他命」。

但是，像最近食物已很豐足，有肥胖傾向的人逐漸增加，再提倡高卡路里恐怕太多餘了。一變得肥胖，肝臟中的脂肪有積存造成脂肪肝，反而會使肝炎更惡化。因此，卡路里方面應該是指導大家攝取「適量的卡路里」比較合適。

根據你的問題，如果變胖的話，除了脂肪肝，也會導致膽結石、糖尿病、痛風、高血壓、高膽固醇，結果會引起腦中風、狹心症或是心肌梗塞等疾病。大體上如果是標準體重的人，只要攝取能維持原來體重的卡路里即可。

蛋白質如果過高，不用擔心成人病。但是肉的脂肪攝取過多時，也會造成肝臟的負擔，導致肥胖，更造成動脈硬化。雖是蛋白質食品，也不能一味地吃肉，更要注意除去肉上的脂肪。

Q 患了B型肝炎的話，眞的連一滴酒也不能喝嗎？

酒精因爲是由肝臟分解的，如果過量，當然會增加肝臟的負擔。如果飲酒過量，也一定會傷害肝細胞。所以肝臟病患原則上禁止喝酒，就是因爲這個原因。

但是，如果肝臟病慢性化時，必須經過長期的治療，某些場合下有限度的喝一點還是可以的。酒精可以紓解身心消除疲勞，對於消解壓力也有所助益，所以對肝炎的治療也有正面的效果。

至於能不能喝以及量的多寡，宜遵從醫師的指示。原則上以GOT、GPT爲基準。先決條件必須是一〇〇以下，而且病情安定才行。量則約日本清酒一小壺，即使有事也不能超過兩小壺。酒最可怕的一點就是一喝就忘了節制，無法剎住。所以一定要看太太等幫你踩剎車的人在場。當然，檢查成績不佳，或是病情惡化時，一定要立刻停止。

至於日本清酒一小壺相對於其他酒類飲料的量如下，啤酒一大瓶、威士忌雙分一杯，葡萄酒三杯半。

Q 自從病發以來，一直忍著不喝酒，但是無論如何卻很想抽菸，眞的非戒煙不可嗎？

如人們常說「香煙是百害而無一利」，抽菸對肝臟會造成傷害。

根據統計，最顯而易見的害處是肝臟癌。

吸煙的人比不吸煙的人，肝臟癌的罹患率高出一・六倍。其他的害處則是，吸煙時，以尼古丁爲首的各種有害物質會進入體內，爲了分解這些物質，肝臟的負擔也增加，肝炎的人會造成肝臟疲累的原因。而且會使血液循環變惡，傷害腸胃，促進動脈硬化等，間接地傷害肝臟。考慮到上述原因，所以請務必戒煙。

Q 要等到何時才能再開始心愛的運動？

如果GOT、GPT在一〇〇以下，而且病情一直持續安定的狀態，輕微的運動是可以允許的。必須與檢查成果，自覺症狀等資料做綜合性的判斷，所以請先和你的主治醫生詳談之後再做決定。

運動的種類以高爾夫、乒乓、網球、游泳爲宜，但也僅限於輕微的程度。絕對不得做令你喘不過氣的運動。此外，爭取得分的比賽，常令人耗費體力，也請儘量避免。

運動之後，爲了補充消耗的體力，一定要格外地多休養及睡眠。

Q 喜歡旅行也很想去泡泡溫泉，但是可以嗎？

和工作、運動一樣，必須在GOT、GPT一〇〇以下，病情安定的情況，同時必須遵從主治大夫的指示。

溫泉可以洗滌疲勞、紓解心中緊張，所以可以幫助病情的回復，但是，如果溫泉的溫度太高，反而會造成疲勞，只會帶來負面的作用。溫泉不要太熱，而且不會造成疲勞的範圍內，浴後也要横臥多休息。

地點要選擇不費時間，交通便利的地方，也不要安排太匆促的行程。

Q 性生活方面，應注意什麼？

原則上，GOT、GPT在二〇〇以上的話，是紅燈狀態，絕對禁止。如若在二〇〇~一〇〇的黃燈範圍，在不勉强的情況下可以進行。如果是一〇〇以下的話，只要在翌日不覺得疲憊的範圍內即可。

話雖如此，但是男性如果肝臟不好時是不會有性慾的。性慾也可用來當做是肝臟狀況轉好的證據。因此只要順應自然需求，並不需要無理的禁慾。

至於性生活的內容，雖然沒有特別的禁忌，但也不要過分到隔天都覺得累，如果是黃燈的人，請採取輕鬆的姿勢，如果將主導權交由對方，可以減輕負擔。

女性多處被動狀態，順從男方要求的情況較多。如果是女性病患，另一半的男方應多體諒，病情重時須多多忍耐。

Q 我在不知情的情況下與B型肝炎的帶原者發生性關係，請教我預防病發的方法。

B型肝炎的濾過性病毒除了血液之外，也會透過唾液、淚水或其他分泌物傳染，所以性生活也會傳染。但是，僅有一次的性行爲，傳染的準確率不會很高。即使被傳染了，在沒有病發的情形下痊癒的情形也很多，所以我認爲不必太神經質。而且，如果對方的HBe抗原是陰性，或者你的HBe抗體是陰性的話，也不會造成傳染。

如果眞的放心不下，接受γ球蛋白注射可以預防病發。但是，所費不貲，約需日幣五萬圓左右，請做好心理準備。

Q 聽說即使HBe抗原呈陰性反應，但是只要HBs抗原呈陽性反應就表示患有肝癌，果眞如此？

根據肝細胞癌的病患調查發現，HBs抗原陽性的人比HBe抗原陽性的人多。

e抗原變成陰性e抗體變成陽性的細胞轉換完成時，B型肝炎大致上可視爲已經治癒。但是很多人的s抗原一直持續陽性反應，這些人當中意味著肝細胞癌已經發生。

換言之，「細胞轉換後即使e抗原呈陰性，如果s抗原呈陽性，殘留著變成肝細胞癌的可能性，注意力不可懈怠。」

話雖如此，HBs抗原陽性的人當中，眞正轉爲肝細胞癌的人並不多。

每年兩回，接受α型胎性蛋白（參考一〇四頁），與超音波診斷（參考一〇五頁）等各種圖片診斷，即使發生癌症，也可以在早期發現，不必太庸人自擾。

Q 我在很久以前就已經完成細胞轉換，但是最近檢查發現e抗體陰性而e抗原變成陽性。這是否表示肝炎又度再發作了？

細胞轉換之後，e抗原又再度變成陽性的人並不只有你一個。其中以e抗原已變成陰性而e抗原卻不變成陽性的人，發生的比率較高。

e抗原如果又變回陽性的話，肝炎再發作的可能性會變高，所以必須十分的注意。首先就是不要做任何會使免疫力降低的事，勞累過度、睡眠不足等都要避免，而且營養、休養與睡眠都要充分。e抗原曾經呈陰性反應，所以只要耐心地繼續治療，一定會細胞轉換IA完全治癒。

肝功能檢查的結果判斷表

檢查項目	正常值	異常部分
[驗尿]		
尿紅質原檢查	±	＋肝障礙 －膽汁瘀滯性黃疸
尿中膽汁色素檢查	－	陽性表示有黃疸現象
[驗血]		
血清膽汁色素檢查（T－Bili）	0.1~1.2mg/dl	超過時表示有黃疸
ICG試驗	10%以下	10%以上爲肝障礙
氨基轉移酶檢查(GOT·GPT)	30單位以下	30以上表示肝細胞障礙
膽素脂酵素檢查（ChE）	1100~1900單位或是	標準數值以下表示肝障礙，肝硬化時會特別低。
血清鹼性磷酸酵素檢查（ALP）	0.6~1.1△pHr/hr3 ~10KA單位，或是66~22RC單位	高的話表示是膽汁瘀滯性黃疸
乳酸脫水酵素（血清LDH）	50~400單位	急性肝炎初期時數值增高，尤其是轉性性肝癌時特別高。
γ－GTP	60單位以下	60以上可能是酒精性肝障礙
血清蛋白値總數	6.5~8.2g/dl	5以下可能是肝障礙
血清蛋白劃分		
清蛋白	55~70%	急性肝炎時γ2與β會增加。肝硬化時γ增加而清蛋白減少。
α1球蛋白	2.0~5.0	
α2球蛋白	6.4~10.6	
β球蛋白	7.6~12.5	
γ球蛋白	10.3~20.3	
血清膠質反應（TTT、ZTT）	TTT0~5單位 ZTT2~12單位	數值高表示肝障礙正在進行
前凝血酵素時間	12~14秒	超過表示肝障礙正在進行
血中HPT測定	70~130%	超過表示肝障礙正在進行
血清膽固醇值	150~250mg/dl	肝炎時會減低，膽汁瘀滯性肝炎時會增高

☆抗原抗體（Virus Maker）檢查的結果判定表列於P.102頁。

大展出版社有限公司
品冠文化出版社

圖書目錄

地址：台北市北投區(石牌)
致遠一路二段 12 巷 1 號
郵撥：01669551＜大展＞
19346241＜品冠＞
電話：(02) 28236031
28236033
28233123
傳真：(02) 28272069

・熱門新知・品冠編號 67

	書名		作者	定價
1.	圖解基因與 DNA	（精）	中原英臣主編	230 元
2.	圖解人體的神奇	（精）	米山公啟主編	230 元
3.	圖解腦與心的構造	（精）	永田和哉主編	230 元
4.	圖解科學的神奇	（精）	鳥海光弘主編	230 元
5.	圖解數學的神奇	（精）	柳 谷 晃著	250 元
6.	圖解基因操作	（精）	海老原充主編	230 元
7.	圖解後基因組	（精）	才園哲人著	230 元
8.	圖解再生醫療的構造與未來		才園哲人著	230 元
9.	保護身體的免疫構造		才園哲人著	230 元

・生活廣場・品冠編號 61

	書名	作者	定價
1.	366 天誕生星	李芳黛譯	280 元
2.	366 天誕生花與誕生石	李芳黛譯	280 元
3.	科學命相	淺野八郎著	220 元
4.	已知的他界科學	陳蒼杰譯	220 元
5.	開拓未來的他界科學	陳蒼杰譯	220 元
6.	世紀末變態心理犯罪檔案	沈永嘉譯	240 元
7.	366 天開運年鑑	林廷宇編著	230 元
8.	色彩學與你	野村順一著	230 元
9.	科學手相	淺野八郎著	230 元
10.	你也能成為戀愛高手	柯富陽編著	220 元
11.	血型與十二星座	許淑瑛編著	230 元
12.	動物測驗—人性現形	淺野八郎著	200 元
13.	愛情、幸福完全自測	淺野八郎著	200 元
14.	輕鬆攻佔女性	趙奕世編著	230 元
15.	解讀命運密碼	郭宗德著	200 元
16.	由客家了解亞洲	高木桂藏著	220 元

・女醫師系列・品冠編號 62

	書名	作者	定價
1.	子宮內膜症	國府田清子著	200 元
2.	子宮肌瘤	黑島淳子著	200 元

3. 上班女性的壓力症候群	池下育子著	200 元
4. 漏尿、尿失禁	中田真木著	200 元
5. 高齡生產	大鷹美子著	200 元
6. 子宮癌	上坊敏子著	200 元
7. 避孕	早乙女智子著	200 元
8. 不孕症	中村春根著	200 元
9. 生理痛與生理不順	堀口雅子著	200 元
10. 更年期	野末悅子著	200 元

・傳統民俗療法・品冠編號 63

1. 神奇刀療法	潘文雄著	200 元
2. 神奇拍打療法	安在峰著	200 元
3. 神奇拔罐療法	安在峰著	200 元
4. 神奇艾灸療法	安在峰著	200 元
5. 神奇貼敷療法	安在峰著	200 元
6. 神奇薰洗療法	安在峰著	200 元
7. 神奇耳穴療法	安在峰著	200 元
8. 神奇指針療法	安在峰著	200 元
9. 神奇藥酒療法	安在峰著	200 元
10. 神奇藥茶療法	安在峰著	200 元
11. 神奇推拿療法	張貴荷著	200 元
12. 神奇止痛療法	漆 浩 著	200 元
13. 神奇天然藥食物療法	李琳編著	200 元

・常見病藥膳調養叢書・品冠編號 631

1. 脂肪肝四季飲食	蕭守貴著	200 元
2. 高血壓四季飲食	秦玖剛著	200 元
3. 慢性腎炎四季飲食	魏從強著	200 元
4. 高脂血症四季飲食	薛輝著	200 元
5. 慢性胃炎四季飲食	馬秉祥著	200 元
6. 糖尿病四季飲食	王耀獻著	200 元
7. 癌症四季飲食	李忠著	200 元
8. 痛風四季飲食	魯焰主編	200 元
9. 肝炎四季飲食	王虹等著	200 元
10. 肥胖症四季飲食	李偉等著	200 元
11. 膽囊炎、膽石症四季飲食	謝春娥著	200 元

・彩色圖解保健・品冠編號 64

1. 瘦身	主婦之友社	300 元
2. 腰痛	主婦之友社	300 元
3. 肩膀痠痛	主婦之友社	300 元

4. 腰、膝、腳的疼痛 主婦之友社 300元
5. 壓力、精神疲勞 主婦之友社 300元
6. 眼睛疲勞、視力減退 主婦之友社 300元

・心想事成・品冠編號65

1. 魔法愛情點心 結城莫拉著 120元
2. 可愛手工飾品 結城莫拉著 120元
3. 可愛打扮 & 髮型 結城莫拉著 120元
4. 撲克牌算命 結城莫拉著 120元

・少年偵探・品冠編號66

1. 怪盜二十面相 (精) 江戶川亂步著 特價189元
2. 少年偵探團 (精) 江戶川亂步著 特價189元
3. 妖怪博士 (精) 江戶川亂步著 特價189元
4. 大金塊 (精) 江戶川亂步著 特價230元
5. 青銅魔人 (精) 江戶川亂步著 特價230元
6. 地底魔術王 (精) 江戶川亂步著 特價230元
7. 透明怪人 (精) 江戶川亂步著 特價230元
8. 怪人四十面相 (精) 江戶川亂步著 特價230元
9. 宇宙怪人 (精) 江戶川亂步著 特價230元
10. 恐怖的鐵塔王國 (精) 江戶川亂步著 特價230元
11. 灰色巨人 (精) 江戶川亂步著 特價230元
12. 海底魔術師 (精) 江戶川亂步著 特價230元
13. 黃金豹 (精) 江戶川亂步著 特價230元
14. 魔法博士 (精) 江戶川亂步著 特價230元
15. 馬戲怪人 (精) 江戶川亂步著 特價230元
16. 魔人銅鑼 (精) 江戶川亂步著 特價230元
17. 魔法人偶 (精) 江戶川亂步著 特價230元
18. 奇面城的秘密 (精) 江戶川亂步著 特價230元
19. 夜光人 (精) 江戶川亂步著 特價230元
20. 塔上的魔術師 (精) 江戶川亂步著 特價230元
21. 鐵人Q (精) 江戶川亂步著 特價230元
22. 假面恐怖王 (精) 江戶川亂步著 特價230元
23. 電人M (精) 江戶川亂步著 特價230元
24. 二十面相的詛咒 (精) 江戶川亂步著 特價230元
25. 飛天二十面相 (精) 江戶川亂步著 特價230元
26. 黃金怪獸 (精) 江戶川亂步著 特價230元

・武術特輯・大展編號10

1. 陳式太極拳入門 馮志強編著 180元
2. 武式太極拳 郝少如編著 200元

3. 中國跆拳道實戰 100 例	岳維傳著	220 元
4. 教門長拳	蕭京凌編著	150 元
5. 跆拳道	蕭京凌編譯	180 元
6. 正傳合氣道	程曉鈴譯	200 元
8. 格鬥空手道	鄭旭旭編著	200 元
9. 實用跆拳道	陳國榮編著	200 元
10. 武術初學指南	李文英、解守德編著	250 元
11. 泰國拳	陳國榮著	180 元
12. 中國式摔跤	黃　斌編著	180 元
13. 太極劍入門	李德印編著	180 元
14. 太極拳運動	運動司編	250 元
15. 太極拳譜	清・王宗岳等著	280 元
16. 散手初學	冷　峰編著	200 元
17. 南拳	朱瑞琪編著	180 元
18. 吳式太極劍	王培生著	200 元
19. 太極拳健身與技擊	王培生著	250 元
20. 秘傳武當八卦掌	狄兆龍著	250 元
21. 太極拳論譚	沈　壽著	250 元
22. 陳式太極拳技擊法	馬　虹著	250 元
23. 二十四式/三十二式 太極 拳/劍	闞桂香著	180 元
24. 楊式秘傳 129 式太極長拳	張楚全著	280 元
25. 楊式太極拳架詳解	林炳堯著	280 元
26. 華佗五禽劍	劉時榮著	180 元
27. 太極拳基礎講座：基本功與簡化 24 式	李德印著	250 元
28. 武式太極拳精華	薛乃印著	200 元
29. 陳式太極拳拳理闡微	馬　虹著	350 元
30. 陳式太極拳體用全書	馬　虹著	400 元
31. 張三豐太極拳	陳占奎著	200 元
32. 中國太極推手	張　山主編	300 元
33. 48 式太極拳入門	門惠豐編著	220 元
34. 太極拳奇人奇功	嚴翰秀編著	250 元
35. 心意門秘籍	李新民編著	220 元
36. 三才門乾坤戊己功	王培生編著	220 元
37. 武式太極劍精華＋VCD	薛乃印編著	350 元
38. 楊式太極拳	傅鐘文演述	200 元
39. 陳式太極拳、劍 36 式	闞桂香編著	250 元
40. 正宗武式太極拳	薛乃印著	220 元
41. 杜元化＜太極拳正宗＞考析	王海洲等著	300 元
42. ＜珍貴版＞陳式太極拳	沈家楨著	280 元
43. 24 式太極拳＋VCD	中國國家體育總局著	350 元
44. 太極推手絕技	安在峰編著	250 元
45. 孫祿堂武學錄	孫祿堂著	300 元
46. ＜珍貴本＞陳式太極拳精選	馮志強著	280 元
47. 武當趙堡太極拳小架	鄭悟清傳授	250 元

48. 太極拳習練知識問答　邱丕相主編　220 元
49. 八法拳 八法槍　武世俊著　220 元
50. 地趟拳＋VCD　張憲政著　350 元
51. 四十八式太極拳＋VCD　楊　靜演示　400 元
52. 三十二式太極劍＋VCD　楊　靜演示　300 元
53. 隨曲就伸 中國太極拳名家對話錄　余功保著　300 元
54. 陳式太極拳五功八法十三勢　闞桂香著　200 元
55. 六合螳螂拳　劉敬儒等著　280 元
56. 古本新探華佗五禽戲　劉時榮編著　180 元
57. 陳式太極拳養生功＋VCD　陳正雷著　350 元
58. 中國循經太極拳二十四式教程　李兆生著　300 元
59. <珍貴本>太極拳研究　唐豪・顧留馨著　250 元
60. 武當三豐太極拳　劉嗣傳著　300 元
61. 楊式太極拳體用圖解　崔仲三編著　400 元
62. 太極十三刀　張耀忠編著　230 元
63. 和式太極拳譜＋VCD　和有祿編著　450 元
64. 太極內功養生術　關永年著　300 元
65. 養生太極推手　黃康輝編著　280 元
66. 太極推手祕傳　安在峰編著　300 元
67. 楊少侯太極拳用架真詮　李璉編著　280 元
68. 細說陰陽相濟的太極拳　林冠澄著　350 元
69. 太極內功解祕　祝大彤編著　280 元

・彩色圖解太極武術・大展編號 102

1. 太極功夫扇　李德印編著　220 元
2. 武當太極劍　李德印編著　220 元
3. 楊式太極劍　李德印編著　220 元
4. 楊式太極刀　王志遠著　220 元
5. 二十四式太極拳(楊式)＋VCD　李德印編著　350 元
6. 三十二式太極劍(楊式)＋VCD　李德印編著　350 元
7. 四十二式太極劍＋VCD　李德印編著　350 元
8. 四十二式太極拳＋VCD　李德印編著　350 元
9. 16 式太極拳 18 式太極劍＋VCD　崔仲三著　350 元
10. 楊氏 28 式太極拳＋VCD　趙幼斌著　350 元
11. 楊式太極拳 40 式＋VCD　宗維潔編著　350 元
12. 陳式太極拳 56 式＋VCD　黃康輝等著　350 元
13. 吳式太極拳 45 式＋VCD　宗維潔編著　350 元
14. 精簡陳式太極拳 8 式、16 式　黃康輝編著　220 元
15. 精簡吳式太極拳<36 式拳架・推手>　柳恩久主編　220 元
16. 夕陽美功夫扇　李德印著　220 元
17. 綜合 48 式太極拳＋VCD　竺玉明編著　350 元
18. 32 式太極拳（四段）　宗維潔演示　220 元

・國際武術競賽套路・大展編號 103

1. 長拳　李巧玲執筆　220 元
2. 劍術　程慧琨執筆　220 元
3. 刀術　劉同為執筆　220 元
4. 槍術　張躍寧執筆　220 元
5. 棍術　殷玉柱執筆　220 元

・簡化太極拳・大展編號 104

1. 陳式太極拳十三式　陳正雷編著　200 元
2. 楊式太極拳十三式　楊振鐸編著　200 元
3. 吳式太極拳十三式　李秉慈編著　200 元
4. 武式太極拳十三式　喬松茂編著　200 元
5. 孫式太極拳十三式　孫劍雲編著　200 元
6. 趙堡太極拳十三式　王海洲編著　200 元

・導引養生功・大展編號 105

1. 疏筋壯骨功＋VCD　張廣德著　350 元
2. 導引保建功＋VCD　張廣德著　350 元
3. 頤身九段錦＋VCD　張廣德著　350 元
4. 九九還童功＋VCD　張廣德著　350 元
5. 舒心平血功＋VCD　張廣德著　350 元
6. 益氣養肺功＋VCD　張廣德著　350 元
7. 養生太極扇＋VCD　張廣德著　350 元
8. 養生太極棒＋VCD　張廣德著　350 元
9. 導引養生形體詩韻＋VCD　張廣德著　350 元
10. 四十九式經絡動功＋VCD　張廣德著　350 元

・中國當代太極拳名家名著・大展編號 106

1. 李德印太極拳規範教程　李德印著　550 元
2. 王培生吳式太極拳詮真　王培生著　500 元
3. 喬松茂武式太極拳詮真　喬松茂著　450 元
4. 孫劍雲孫式太極拳詮真　孫劍雲著　350 元
5. 王海洲趙堡太極拳詮真　王海洲著　500 元
6. 鄭琛太極拳道詮真　鄭琛著　450 元

・古代健身功法・大展編號 107

1. 練功十八法　蕭凌編著　200 元
2. 十段錦運動　劉時榮編著　180 元

3. 二十八式長壽健身操 劉時榮著 180元
4. 簡易太極拳健身功 王建華著 200元

・名師出高徒・大展編號 111

1. 武術基本功與基本動作 劉玉萍編著 200元
2. 長拳入門與精進 吳彬等著 220元
3. 劍術刀術入門與精進 楊柏龍等著 220元
4. 棍術、槍術入門與精進 邱丕相編著 220元
5. 南拳入門與精進 朱瑞琪編著 220元
6. 散手入門與精進 張山等著 220元
7. 太極拳入門與精進 李德印編著 280元
8. 太極推手入門與精進 田金龍編著 220元

・實用武術技擊・大展編號 112

1. 實用自衛拳法 溫佐惠著 250元
2. 搏擊術精選 陳清山等著 220元
3. 秘傳防身絕技 程崑彬著 230元
4. 振藩截拳道入門 陳琦平著 220元
5. 實用擒拿法 韓建中著 220元
6. 擒拿反擒拿 88 法 韓建中著 250元
7. 武當秘門技擊術入門篇 高翔著 250元
8. 武當秘門技擊術絕技篇 高翔著 250元
9. 太極拳實用技擊法 武世俊著 220元
10. 奪凶器基本技法 韓建中著 220元

・中國武術規定套路・大展編號 113

1. 螳螂拳 中國武術系列 300元
2. 劈掛拳 規定套路編寫組 300元
3. 八極拳 國家體育總局 250元
4. 木蘭拳 國家體育總局 230元

・中華傳統武術・大展編號 114

1. 中華古今兵械圖考 裴錫榮主編 280元
2. 武當劍 陳湘陵編著 200元
3. 梁派八卦掌（老八掌） 李子鳴遺著 220元
4. 少林 72 藝與武當 36 功 裴錫榮主編 230元
5. 三十六把擒拿 佐藤金兵衛主編 200元
6. 武當太極拳與盤手 20 法 裴錫榮主編 220元

・少林功夫・大展編號 115

1. 少林打擂秘訣 德虔、素法編著 300 元
2. 少林三大名拳 炮拳、大洪拳、六合拳 門惠豐等著 200 元
3. 少林三絕 氣功、點穴、擒拿 德虔編著 300 元
4. 少林怪兵器秘傳 素法等著 250 元
5. 少林護身暗器秘傳 素法等著 220 元
6. 少林金剛硬氣功 楊維編著 250 元
7. 少林棍法大全 德虔、素法編著 250 元
8. 少林看家拳 德虔、素法編著 250 元
9. 少林正宗七十二藝 德虔、素法編著 280 元
10. 少林瘋魔棍闡宗 馬德著 250 元
11. 少林正宗太祖拳法 高翔著 280 元
12. 少林拳技擊入門 劉世君編著 220 元
13. 少林十路鎮山拳 吳景川主編 300 元
14. 少林氣功祕集 釋德虔編著 220 元
15. 少林十大武藝 吳景川主編 450 元

・迷蹤拳系列・大展編號 116

1. 迷蹤拳（一）+VCD 李玉川編著 350 元
2. 迷蹤拳（二）+VCD 李玉川編著 350 元
3. 迷蹤拳（三） 李玉川編著 250 元
4. 迷蹤拳（四）+VCD 李玉川編著 580 元
5. 迷蹤拳（五） 李玉川編著 250 元

・原地太極拳系列・大展編號 11

1. 原地綜合太極拳 24 式 胡啟賢創編 220 元
2. 原地活步太極拳 42 式 胡啟賢創編 200 元
3. 原地簡化太極拳 24 式 胡啟賢創編 200 元
4. 原地太極拳 12 式 胡啟賢創編 200 元
5. 原地青少年太極拳 22 式 胡啟賢創編 220 元

・道學文化・大展編號 12

1. 道在養生：道教長壽術 郝勤等著 250 元
2. 龍虎丹道：道教內丹術 郝勤著 300 元
3. 天上人間：道教神仙譜系 黃德海著 250 元
4. 步罡踏斗：道教祭禮儀典 張澤洪著 250 元
5. 道醫窺秘：道教醫學康復術 王慶餘等著 250 元
6. 勸善成仙：道教生命倫理 李剛著 250 元
7. 洞天福地：道教宮觀勝境 沙銘壽著 250 元
8. 青詞碧簫：道教文學藝術 楊光文等著 250 元

9. 沈博絕麗：道教格言精粹	朱耕發等著	250 元

·易學智慧·大展編號 122

1. 易學與管理	余敦康主編	250 元
2. 易學與養生	劉長林等著	300 元
3. 易學與美學	劉綱紀等著	300 元
4. 易學與科技	董光壁著	280 元
5. 易學與建築	韓增祿著	280 元
6. 易學源流	鄭萬耕著	280 元
7. 易學的思維	傅雲龍等著	250 元
8. 周易與易圖	李申著	250 元
9. 中國佛教與周易	王仲堯著	350 元
10. 易學與儒學	任俊華著	350 元
11. 易學與道教符號揭秘	詹石窗著	350 元
12. 易傳通論	王博著	250 元
13. 談古論今說周易	龐鈺龍著	280 元
14. 易學與史學	吳懷祺著	230 元
15. 易學與天文	盧央著	230 元
16. 易學與生態環境	楊文衡著	230 元
17. 易學與中國傳統醫學	蕭漢民著	280 元

·神算大師·大展編號 123

1. 劉伯溫神算兵法	應涵編著	280 元
2. 姜太公神算兵法	應涵編著	280 元
3. 鬼谷子神算兵法	應涵編著	280 元
4. 諸葛亮神算兵法	應涵編著	280 元

·鑑往知來·大展編號 124

1. 《三國志》給現代人的啟示	陳羲主編	220 元
2. 《史記》給現代人的啟示	陳羲主編	220 元
3. 《論語》給現代人的啟示	陳羲主編	220 元

·秘傳占卜系列·大展編號 14

1. 手相術	淺野八郎著	180 元
2. 人相術	淺野八郎著	180 元
3. 西洋占星術	淺野八郎著	180 元
4. 中國神奇占卜	淺野八郎著	150 元
5. 夢判斷	淺野八郎著	150 元
7. 法國式血型學	淺野八郎著	150 元
8. 靈感、符咒學	淺野八郎著	150 元

9. 紙牌占卜術　淺野八郎著　150元
10. ESP超能力占卜　淺野八郎著　150元
11. 猶太數的秘術　淺野八郎著　150元
13. 塔羅牌預言秘法　淺野八郎著　200元

・趣味心理講座・大展編號15

1. 性格測驗（1）探索男與女　淺野八郎著　140元
2. 性格測驗（2）透視人心奧秘　淺野八郎著　140元
3. 性格測驗（3）發現陌生的自己　淺野八郎著　140元
4. 性格測驗（4）發現你的真面目　淺野八郎著　140元
5. 性格測驗（5）讓你們吃驚　淺野八郎著　140元
6. 性格測驗（6）洞穿心理盲點　淺野八郎著　140元
7. 性格測驗（7）探索對方心理　淺野八郎著　140元
8. 性格測驗（8）由吃認識自己　淺野八郎著　160元
9. 性格測驗（9）戀愛知多少　淺野八郎著　160元
10. 性格測驗（10）由裝扮瞭解人心　淺野八郎著　160元
11. 性格測驗（11）敲開內心玄機　淺野八郎著　140元
12. 性格測驗（12）透視你的未來　淺野八郎著　160元
13. 血型與你的一生　淺野八郎著　160元
14. 趣味推理遊戲　淺野八郎著　160元
15. 行為語言解析　淺野八郎著　160元

・婦幼天地・大展編號16

1. 八萬人減肥成果　黃靜香譯　180元
2. 三分鐘減肥體操　楊鴻儒譯　150元
3. 窈窕淑女美髮秘訣　柯素娥譯　130元
4. 使妳更迷人　成　玉譯　130元
5. 女性的更年期　官舒妍編譯　160元
6. 胎內育兒法　李玉瓊編譯　150元
7. 早產兒袋鼠式護理　唐岱蘭譯　200元
9. 初次育兒12個月　婦幼天地編譯組　180元
10. 斷乳食與幼兒食　婦幼天地編譯組　180元
11. 培養幼兒能力與性向　婦幼天地編譯組　180元
12. 培養幼兒創造力的玩具與遊戲　婦幼天地編譯組　180元
13. 幼兒的症狀與疾病　婦幼天地編譯組　180元
14. 腿部苗條健美法　婦幼天地編譯組　180元
15. 女性腰痛別忽視　婦幼天地編譯組　150元
16. 舒展身心體操術　李玉瓊編譯　130元
17. 三分鐘臉部體操　趙薇妮著　160元
18. 生動的笑容表情術　趙薇妮著　160元
19. 心曠神怡減肥法　川津祐介著　130元
20. 內衣使妳更美麗　陳玄茹譯　130元

21. 瑜伽美姿美容　黃靜香編著　180元
22. 高雅女性裝扮學　陳珮玲譯　180元
23. 蠶糞肌膚美顏法　梨秀子著　160元
24. 認識妳的身體　李玉瓊譯　160元
25. 產後恢復苗條體態　居理安・芙萊喬著　200元
26. 正確護髮美容法　山崎伊久江著　180元
27. 安琪拉美姿養生學　安琪拉蘭斯博瑞著　180元
28. 女體性醫學剖析　增田豐著　220元
29. 懷孕與生產剖析　岡部綾子著　180元
30. 斷奶後的健康育兒　東城百合子著　220元
31. 引出孩子幹勁的責罵藝術　多湖輝著　170元
32. 培養孩子獨立的藝術　多湖輝著　170元
33. 子宮肌瘤與卵巢囊腫　陳秀琳編著　180元
34. 下半身減肥法　納他夏・史達賓著　180元
35. 女性自然美容法　吳雅菁編著　180元
36. 再也不發胖　池園悅太郎著　170元
37. 生男生女控制術　中垣勝裕著　220元
38. 使妳的肌膚更亮麗　楊　皓編著　170元
39. 臉部輪廓變美　芝崎義夫著　180元
40. 斑點、皺紋自己治療　高須克彌著　180元
41. 面皰自己治療　伊藤雄康著　180元
42. 隨心所欲瘦身冥想法　原久子著　180元
43. 胎兒革命　鈴木丈織著　180元
44. NS 磁氣平衡法塑造窈窕奇蹟　古屋和江著　180元
45. 享瘦從腳開始　山田陽子著　180元
46. 小改變瘦 4 公斤　宮本裕子著　180元
47. 軟管減肥瘦身　高橋輝男著　180元
48. 海藻精神秘美容法　劉名揚編著　180元
49. 肌膚保養與脫毛　鈴木真理著　180元
50. 10 天減肥 3 公斤　彤雲編輯組　180元
51. 穿出自己的品味　西村玲子著　280元
52. 小孩髮型設計　李芳黛譯　250元

・青　春　天　地・大展編號 17

1. A 血型與星座　柯素娥編譯　160元
2. B 血型與星座　柯素娥編譯　160元
3. O 血型與星座　柯素娥編譯　160元
4. AB 血型與星座　柯素娥編譯　120元
5. 青春期性教室　呂貴嵐編譯　130元
9. 小論文寫作秘訣　林顯茂編譯　120元
11. 中學生野外遊戲　熊谷康編著　120元
12. 恐怖極短篇　柯素娥編譯　130元
13. 恐怖夜話　小毛驢編譯　130元

B型肝炎預防與治療

ISBN 957-557-253-X

原 著 者／野村喜重郎
編 譯 者／曾　慧　琪
發 行 人／蔡　森　明
出 版 者／大展出版社有限公司
社　　址／台北市北投區（石牌）致遠一路2段12巷1號
電　　話／(02) 28236031・28236033・28233123
傳　　真／(02) 28272069
郵政劃撥／01669551
網　　址／www.dah-jaan.com.tw
E-mail／service@dah-jaan.com.tw
登 記 證／局版臺業字第2171號
承 印 者／高星印刷品行
裝　　訂／建鑫印刷裝訂有限公司
排 版 者／千兵企業有限公司
初版1刷／1996年（民85年）10月
二版1刷／2005年（民94年）6月
定　價／180元

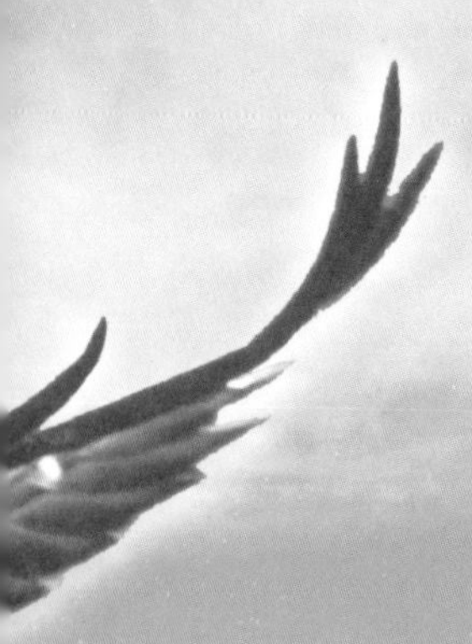

大展好書　好書大展

品嘗好書　冠群可期

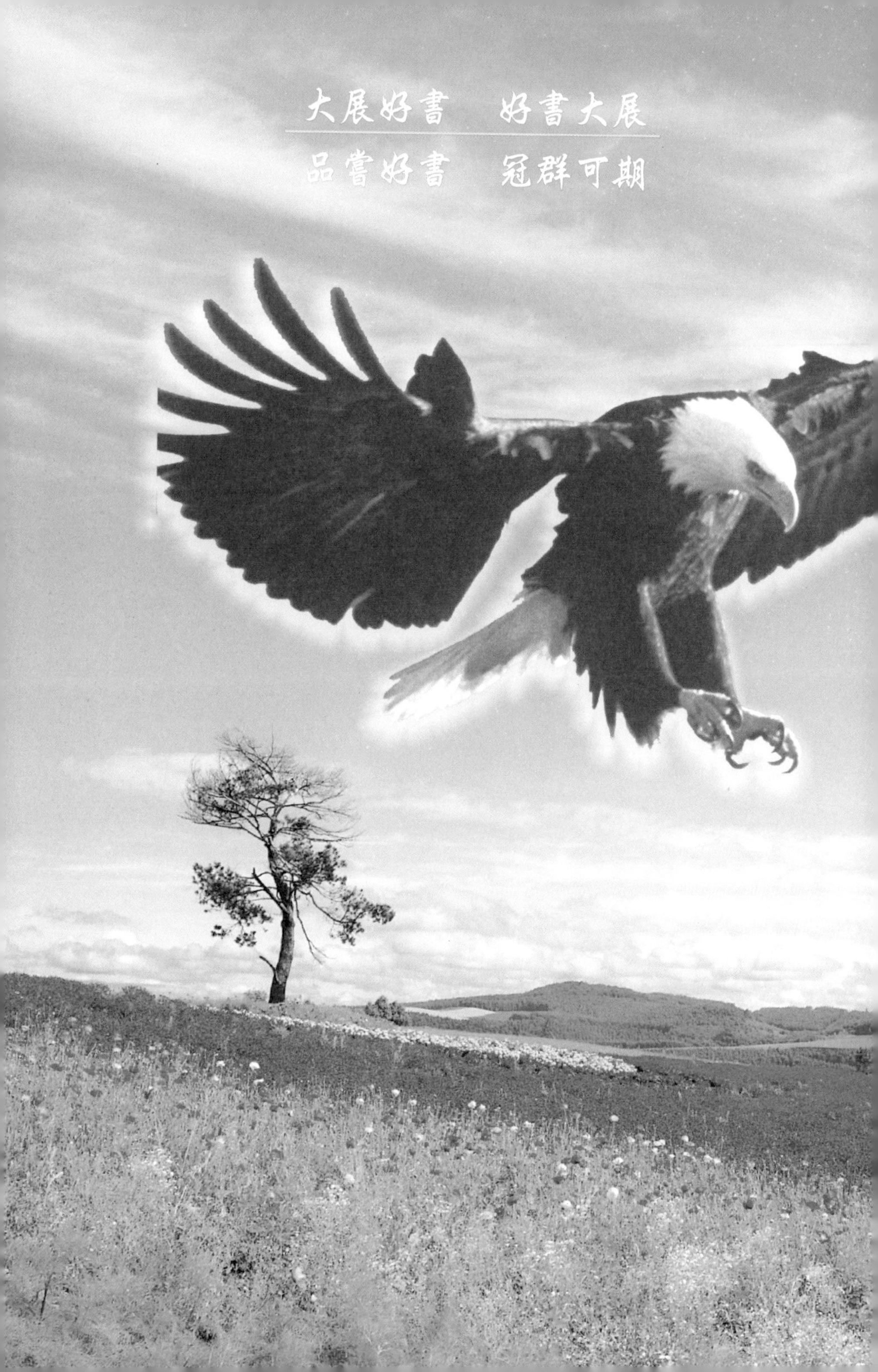

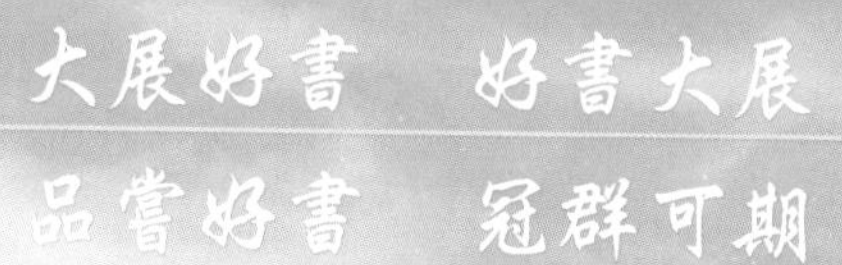
大展好書　好書大展
品嘗好書　冠群可期